ÉTUDE

SUR LES

PHLEGMONS PROFONDS

DE LA

PAROI ABDOMINALE ANTÉRIEURE

ET PLUS SPÉCIALEMENT

SUR LE PHLEGMON SOUS-OMBILICAL

PAR

Alfred BORRELLO

Docteur en médecine de la Faculté de Paris.

PARIS

A. PARENT, IMPRIMEUR DE LA FACULTÉ DE MEDECINE

29-31, RUE MONSIEUR-LE-PRINCE, 29-31

1878

SUR LES

PHLEGMONS PROFONDS

DE LA

PAROI ABDOMINALE ANTÉRIEURE

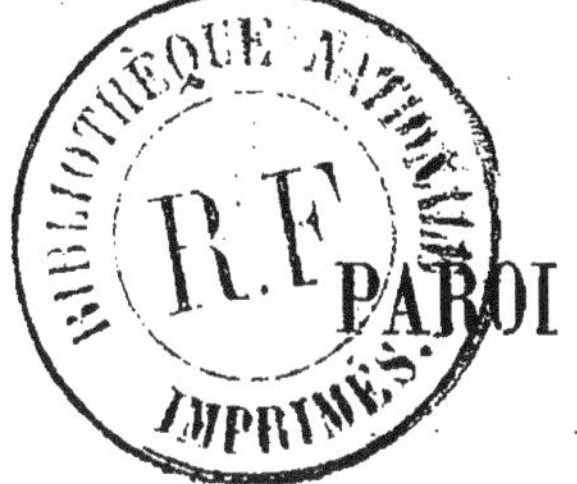

ET PLUS SPÉCIALEMENT

SUR LE PHLEGMON SOUS-OMBILICAL

PAR

Alfred BORRELLO

Docteur en médecine de la Faculté de Paris.

PARIS

A. PARENT, IMPRIMEUR DE LA FACULTÉ DE MEDECINE

29-31, RUE MONSIEUR-LE-PRINCE, 29-31

1878

A LA MÉMOIRE

DE MES SŒURS

A MON GRAND-PÈRE

A MON PÈRE ET A MA MÈRE

Puissiez-vous, en recevant l'hommage de ma thèse, éprouver autant de plaisir que j'en ai à vous l'offrir.

A MON FRÈRE

A MES PARENTS

A MON PRÉSIDENT DE THÈSE

M. LE DOCTEUR RICHET

Professeur de clinique chirurgicale à la Faculté de médecine de Paris,
Chirurgien de l'Hôtel-Dieu,
Commandeur de la Légion d'honneur.

A MES MAITRES DANS LES HOPITAUX

A tous ceux qui m'ont aidé de leurs conseils et de leur protection.

ÉTUDE

SUR LES

PHLEGMONS PROFONDS

DE LA

PAROI ABDOMINALE ANTÉRIEURE

ET PLUS SPÉCIALEMENT

SUR LE PHLEGMON SOUS-OMBILICAL

INTRODUCTION.

Les parois abdominales, comme toutes les parties de l'économie où se trouve du tissu cellulaire, peuvent être le siége de phlegmons. Ceux-ci ont été divisés en superficiels et profonds, selon que c'est dans les parties profondes ou superficielles qu'a lieu l'inflammation.

Malgré la disposition anatomique du tissu cellulaire, qui se trouve ainsi former plusieurs plans, on peut dire que les phlegmons, sans constituer une affection chirurgicale absolument rare dans cette région, s'observent proportionnellement moins souvent que ceux des autres parties du corps ; nous parlons surtout des abcès idiopathiques, et non des phlegmons et abcès par propagation, dans lesquels le processus irritatif a gagné de proche en proche (phlegmon périutérin, abcès de la fosse iliaque, abcès périnéphrétique), et qui envahissent consécutivement la paroi abdominale.

Ceux-là sont connus depuis longtemps, leur histoire a été faite avec attention : ils ne sont que l'épisode final d'une affection ayant évolué et dont plus d'une fois le médecin a pu suivre la marche progressive.

Il n'en est point de même pour les abcès développés sur place, et plus particulièrement pour les phlegmons sous-ombilicaux : leur fréquence est bien moindre. Nous avons eu l'occasion d'en observer un cas très-net dans le service de M. Oulmont, à l'Hôtel-Dieu, et nous avons cru pouvoir en faire le sujet de notre dissertation inaugurale.

Nous trouvons, en effet, dans les traités classiques bien peu de renseignements sur ce genre d'affections, et cette observation nous paraissait offrir un certain intérêt au point de vue du siége et de la pathogénie.

Mais dans les recherches que nous avons dû faire parmi les recueils des sociétés savantes et les ouvrages de nos devanciers, nous avons trouvé que cette question avait été traitée au point de vue plus particulier auquel nous voulions nous placer, par M. Heurtaux, dans un mémoire lu à la Société de chirurgie de Paris, il y a quelques mois à peine (séance du 14 novembre 1877).

M. Poisson, dans sa thèse soutenue à la Faculté au commencement de l'année dernière, et auquel le professeur de Nantes avait communiqué son manuscrit, en avait déjà fait comprendre l'esprit.

La voie dans laquelle nous voulions nous engager était donc déjà ouverte par d'autres ; nous n'avons pas cru cependant devoir renoncer à notre projet.

En effet, le mémoire de M. Heurtaux ne contient que six observations, et encore serons-nous peut-être amené, dans le cours de notre travail, à discuter et contester la valeur au moins de l'une d'entre elles.

Le cas que nous produisons pourra donc encore mériter quelque peu l'attention.

La Société de chirurgie, à la suite du rapport de M. de Saint-Germain sur le mémoire dont nous venons de parler, avait décidé de revenir sur ce sujet dans une de ses prochaines séances. Nous avons parcouru le *Bulletin* de la Société jusqu'à la fin de l'année 1877, et nous n'avons pas trouvé qu'il y fût fait mention d'une discussion sur ce sujet, qui avait été pour ainsi dire réservé.

Par contre, et comme si cette question était toute d'actualité, presque au même moment où M. Heurtaux faisait sa communication à la Société de chirurgie, M. Vallin lisait à la Société médicale des hôpitaux une note sur l'inflammation aiguë primitive et spontanée du tissu cellulaire périvésical (29 octobre 1877).

Or, si cette affection n'est pas absolument la même que celle que nous traitons, elle a du moins avec elle des connexions intimes, et nous dirons plus loin que, pour nous, le phlegmon sous-ombilical n'est qu'une affection cantonnée dans la partie supérieure de la cavité prépéritonéale.

Si donc notre sujet n'est pas entièrement neuf, du moins il nous offre cette compensation qu'ayant été mis tout récemment à l'ordre du jour, il appelle la discussion et nécessite encore aujourd'hui de nouvelles recherches.

Nous suivrons la marche suivante dans notre travail :

Après avoir indiqué les auteurs qui se sont plus particulièrement occupés de l'étude des phlegmons de la paroi abdominale antérieure, nous ferons précéder leur étude de quelques notions anatomiques indispensables pour comprendre leur histoire. Les anatomistes, en effet, ne comprennent pas tous de la même façon la topographie de la région inférieure des parois abdominales, et nous serons amené à dire quelle est l'opinion qui nous paraît le mieux rendre compte des faits observés en clinique. Nous ne ferons que mentionner les abcès superficiels développés aux dépens du tissu cellulaire qui siége dans le *fascia superficialis* et du tissu sous-jacent. L'histoire des abcès profonds (abcès intra-musculaires, péritonite enkystée), sera faite avec plus de détails, et nous réserverons une place spéciale à la variété décrite par M. Heurtaux sous le nom d'abcès sous-ombilical.

En terminant, nous devons remercier M. Vermeil, qui a bien voulu nous communiquer une observation très-intéressante, ainsi que notre excellent ami, Alphonse Mossé, aux conseils et à la bienveillance duquel nous avons eu souvent recours pendant son internat.

HISTORIQUE.

Dans tous les ouvrages récents, thèses et articles de dictionnaires, que nous avons consultés pour notre travail, nous avons trouvé ce fait, reconnu d'une manière unanime, c'est que les phlegmons et abcès de la paroi abdominale antérieure ont été fort peu étudiés d'une façon spéciale. Contrairement aux abcès qui ont leur origine dans une suppuration abdominale profonde, ils semblent sinon avoir été négligés par les cliniciens, du moins n'avoir point paru mériter une monographie particulière.

La raison de ce fait se trouverait-elle dans la rareté des cas observés? Cela est possible; mais il semble que depuis quelque temps on veuille tirer ces affections du demi-oubli dans lequel elles avaient été laissées, car depuis quelques années on voit se succéder, à des intervalles assez rapprochés, des études sur ce point spécial de pathologie.

Il est juste, ainsi que l'a fait M. Poisson, de faire commencer cette période aux publications de M. Bernutz sur ce sujet; en effet, ce savant médecin, qui avait dejà publié en 1850, dans les *Archives de médecine*, IVe série, t. XXIII), un mémoire intitulé : *Des phlegmons de la paroi abdominale antérieure*, s'exprime ainsi dans l'article où il traite le même sujet en quelques pages (Dictionnaire de Jaccoud, article *Abdomen*) : « Les phlegmons proprement dits de l'abdomen présentent un double intérêt : l'un, le plus important, résulte de la difficulté extrême qu'on éprouve à distinguer ces phlegmons des péritonites; l'autre, moins directement pratique, dérive de ce que ce sont ces phlegmons qui ont servi à constituer le groupe morbide auquel nos prédécesseurs donnaient le nom d'hydropisie enkystée du péritoine, et qui est devenu une sorte d'énigme pathologique, parce que les médecins du siècle dernier y ont fait rentrer non-seulement les phlegmons de la paroi abdominale antérieure et des fosses iliaques, mais des péritonites partielles, des kystes hydatiques et même des kystes de l'ovaire. »

Cependant, avant cette époque, si l'affection avait été quelquefois méconnue, d'autres fois confondue avec des affections plus ou moins voisines, les observations de Fabrice et de Hilden, les commentaires de Boerhaave par Van Swieten, le *Traité de chirurgie* de Mauquet de la Motte, de Ledran (*Observations et consultations de chirurgie*), montrent que l'attention avait déjà été fixée sur ces tumeurs inflammatoires. Le titre même de deux mémoires prouve que déjà au siècle dernier, comme on le fait aujourd'hui, on avait cherché à séparer ces phlegmons les uns des autres et à en localiser les diverses variétés : l'un est dû à Trécourt : *Des abcès dans le tissu cellulaire* sous les aponévroses *des muscles dans le bas-ventre ;* l'autre, dû à Bourienne, est intitulé : *Des abcès qui ont leur siége dans l'*interstice des muscles *du bas-ventre* (*Journal de médecine*, 1775).

Puis viennent le mémoire de Dance en 1832 et l'étude de Dez dans le *Dictionnaire en* 30 *volumes* et dans les *Archives générales de médecine* (1839) ; l'observation de Bricheteau et de Marjolin, que nous résumerons au diagnostic; enfin, en 1850, le mémoire de M. Bernutz, dont nous avons parlé. Après celui-ci signalons les traités classiques de Velpeau, Boyer, Nélaton, Vidal de Cassis, et la thèse de M. Second Ferréol en 1859 sur la perforation de la paroi abdominale antérieure dans la péritonite; citons surtout le chapitre de la suppuration des parois de l'abdomen dans le *Traité* de Chassaignac (1859), où l'auteur, après avoir décrit les caractères de ces abcès, examine les hypothèses émises avant lui pour expliquer la fétidité du pus qu'ils contiennent et les erreurs de diagnostic auxquelles elle a donné lieu.

En 1862, M. Constantin Paul publie, dans les *Bulletins de la Société anatomique*, un mémoire qui, avec celui de M. Heurtaux, est ce qui se rapporte le plus du sujet qui nous occupe.

En 1864 paraissent les articles de M. Bernutz dans le *Dictionnaire de médecine et de chirurgie pratiques;* celui de M. Guyon dans le *Dictionnaire encyclopédique*; enfin, dans ces dernières années, deux thèses, l'une de M. Vaussy (1875), l'autre de M. Labuze (1871), la première étudiant surtout les phlegmons sous-péritonéaux, la seconde ceux qui se font principalement dans les muscles.

Déjà cette séparation avait été entrevue au siècle dernier ; mais c'est aujourd'hui seulement que les travaux de Zenker et de M. Hayem sur les dégénérescences musculaires permettent d'affirmer au moyen du microscope ce qui alors n'avait pu être absolument démontré.

Enfin, l'année dernière, M. Poisson consacrait sa thèse inaugurale à l'étude des phlegmons de cette paroi, et M. Heurtaux communiquait à la Société de Chirurgie un mémoire sur une variété de phlegmon des parois abdominales.

Pour terminer cet historique, on peut encore signaler les leçons de clinique chirurgicale de Dolbeau (1867), celles de M. Gosselin (1871) où se trouvent quelques détails sur le sujet que nous traitons.

ANATOMIE.

Nous n'avons point l'intention de décrire ici avec détail la superposition des divers plans musculaires, aponévrotiques et celluleux qui constituent les parois abdominales antérieures, du moins dans leur partie superficielle, car elles ne font l'objet d'aucune discussion.

Rappelons seulement que l'on trouve en allant des téguments vers le péritoine:

1° La peau ;

2° Le tissu sous-cutané;

3° L'aponévrose d'enveloppe du grand oblique;

4° Le grand oblique et son large tendon nommé à tort aponévrose d'insertion du grand oblique;

5° Le petit oblique;

6° Le transverse;

7° Le tissu cellulaire sous-péritonéal et le péritoine.

Sur la ligne médiane, la peau est immédiatement appliquée sur la ligne blanche, et de chaque côté de celle-ci se voit le muscle grand droit entouré de sa gaîne, plus bas, le muscle pyramidal.

Mais si la disposition des parties superficielles des parois abdominales, et même celle de la région supérieure et profonde de ces mêmes parois, est regardée par tous les anatomistes comme ne méritant qu'une même description, sauf de très-légères modifications de détails, il n'en est plus de même quand on aborde l'étude de la région profonde et inférieure.

Là, en effet, les opinions varient. On sait que le muscle grand droit de l'abdomen n'est recouvert par l'aponévrose abdominale que dans les quatre cinquièmes environ de son étendue.

Cooper et Hesselbach décrivent les premiers l'existence du fascia transversalis destiné à remplacer, pour ainsi dire, cette gaîne brusquement interrompue par le passage des aponévroses en avant du muscle.

Blandin et Cloquet se rangent à cette manière de voir; mais Velpeau, dans son traité d'anatomie chirurgicale, se refuse à croire au passage des aponévroses d'arrière en avant, et, en outre, il décrit un fascia propria dans le tissu cellulaire sous-péritonéal.

Ces deux conclusions, à leur tour, sont niées par M. le professeur Richet qui revient à l'opinion défendue avant Velpeau. Pour lui, « l'existence du fascia propria paraît une création du scalpel, » et les choses se passent de la manière suivante : « Les fibres aponévrotiques du transverse paraissent graduellement et insensiblement se porter de la partie postérieure à la partie antérieure, en sorte que, dans son quart inférieur, la gaîne du muscle droit est réellement interrompue en arrière. Les fibres de ce muscle reposeraient donc là sans intermédiaire sur la couche péritonéale, si une autre lame fibreuse que nous verrons plus tard constituer le fascia transversalis, mais qui n'a aucun rapport avec les précédentes, ne venait les protéger. » Pourquoi cette disposition de la gaîne musculaire du grand droit de l'abdomen ? Elle échappe aux anatomistes, et M. Richet lui-même, qui semble avoir cherché à s'en rendre compte, s'exprime ainsi : « On ne s'explique point cette disposition bizarre, et, quoique ses conséquences nous échappent, il n'en faut pas moins la signaler, toute vérité étant bonne à connaître ; peut-être un jour trouvera-t-on sa raison d'être et ses applications pratiques. »

La première édition de l'Anatomie que nous venons de citer paraissait en 1855-57 ; en 1856 le professeur Retzius, de Stockholm, publiait une étude nouvelle de cette région.

Voici les conclusions de son mémoire, qui ont été adoptées par presque tous les anatomistes modernes, puisque la plupart de nos traités classiques d'anatomie signalent la cavité prépéritonéale de Retzius.

C'est dans le travail de M. Constantin Paul que nous avons trouvé les conclusions du professeur suédois, et leur importance au point de vue du sujet qui nous occupe nous engage à les reproduire ici en entier.

« 1° Le fascia transversa de Cooper, ou fascia endogastrica de Retzius, qui forme une couche cellulo-fibreuse appliquée sur la face interne des muscles transverses, se confond avec le bord inférieur de la paroi postérieure de la gaîne incomplète du muscle droit, laquelle est formée par l'aponévrose des muscles transverses.

2° Le fascia transversa et l'aponévrose des transverses ne se terminent pas à la ligne semi-circulaire de Douglas, comme on le croit, mais ces deux aponévroses se confondent en une seule lame fibreuse, aussi bien le long de ces lignes, que sur leurs côtés ou derrière elles, et revêtissent les parties du péritoine qui, commençant aux lignes de Douglas, descendent jusqu'à la symphyse du pubis, en formant la gaîne du muscle droit. La ligne semi-circulaire de Douglas est donc tout autre chose que son nom ne l'indique. Ce n'est pas le bord mince qui termine le feuillet postérieur de l'aponévrose des muscles transverses ; ce n'est pas une ligne, mais bien le bord d'un repli de la paroi postérieure de la gaîne du muscle droit de l'abdomen.

3° Il en résulte un espace ou une cavité dans l'épaisseur de la paroi antérieure du ventre, que le professeur Retzius nomme cavité prépéritonéale, et dans laquelle vient se placer la vessie à l'état de plénitude.

4° Le feuillet fibreux qui des lignes de Douglas s'est rendu au péritoine, ne se rend en descendant ni à la symphyse du pubis, ni aux ligaments de Poupart, mais va derrière la vessie, dans la cavité du bassin, s'identifier avec le fascia pelvis.

5° Les lignes semi-circulaires de Douglas se prolongent de côté en arcades vers le bas, se soudent au fascia transversa de Cooper, qui accompagne les fibres de ces muscles transverses jusqu'au voisinage du bord externe de la gaîne des muscles droits.

6° Il résulte de là une circonférence, ou une ouverture à bord fibreux, qui représente la porte de l'ouverture de la cavité prépéritonéale. La vessie, en se remplissant, se dilate dans cette cavité dont les parois antérieure et postérieure s'écartent l'une de l'autre. La paroi antérieure est alors constituée par l'extrémité inférieure des muscles droits ; la paroi postérieure par le péritoine recouvert par les aponévroses qui se confondent en arrière avec les lignes semi-circulaires de Douglas. La paroi latérale est formée par les plis de Douglas et leurs prolongements en arcades.

7° Dans cette cavité il y a un tissu conjonctif qui, par sa souplesse et sa laxité, n'oppose aucun obstacle à l'ascension et à la descente de la vessie, quand elle se remplit ou se vide. »

On voit par la lecture de ce qui précède, quelle patiente attention l'on déployait pour préciser la disposition des plans fibreux ou fibro-celluleux de cette région presque négligée avant Cooper, Hesselbach et Cloquet.

Les préoccupations anatomiques, une fois éveillées, augmentent chaque jour, et l'on recherche alors avec une attention minutieuse tout ce qui se rapporte à cette portion profonde de la paroi.

C'est en effet vers la même époque que M. Richet décrit son fascia umbilicalis constitué « par une lamelle fibreuse dans la partie qui avoisine l'anneau ombilical, et sur laquelle jusque-là l'attention d'aucun auteur ne s'était arrêtée, » du moins à sa connaissance.

Il est bon d'ajouter que si ce fascia ne se rencontre pas chez tous les individus, on le regarde comme existant chez les personnes robustes.

« Inférieurement le fascia umbilicalis ne descend point au-dessous de la cicatrice. Quelquefois cependant on le voit se prolonger sur le cordon fibreux des artères et s'y termine d'une manière insensible. »

On voit donc que, dans quelques cas, on peut trouver au-dessous de l'ombilic quelques fibres, continuation d'une lamelle qui, d'ordinaire, s'arrête au pourtour de l'anneau. Nous devions le rappeler avant de mentionner ce qui tout récemment a été décrit sous le nom de *fascia infra-umbilicalis*.

En effet, M. Joüon, professeur d'anatomie à Nantes, a poussé encore plus loin le luxe de recherches de ses devanciers et a essayé de trouver, d'après les indications de M. Heurtaux, s'il n'y aurait pas au-dessus de l'ombilic, dans la couche profonde du tissu cellulaire, une disposition anatonique qui pût rendre compte des faits observés au lit du malade.

Voici le résultat de ses investigations :

« Au-dessous de l'ombilic, le péritoine est séparé de la face postérieure de la ligne blanche par un espace plus ou moins étendu d'avant en arrière, suivant l'état d'embonpoint des sujets, et qui renferme une pelote de graisse dans laquelle s'éparpillent les extrémités terminales des artères ombilicales et de l'ouraque. Cet espace reproduit partiellement la disposition du trajet ombilical qui conduit la veine ombilicale à l'anneau, et on peut lui reconnaître les limites suivantes:

En haut, cicatrice ombilicale sur laquelle se terminent les artères du même nom et l'ouraque. On peut y voir chez presque tous les sujets des filaments fibreux émanés de ces conduits et se continuant directement avec le cordon de la veine ombilicale.

En arrière, péritoine doublé d'une lamelle fibreuse transversale qui est l'analogue atténuée du fascia transversalis umbilicalis décrit par Vidal et Richet au-dessus de l'ombilic derrière la veine ombilicale. Cette lamelle est très-mince, mais elle existe réellement et renforce le tissu sous-péritonéal. On peut l'isoler du péritoine sur la ligne médiane.

Sur les côtés, ligne verticale formée par l'adhérence de ce fascia transversalis infra-umbilicalis à la gaîne postérieure du muscle droit. Chose curieuse, Richet écrit : « Il n'existe pour les artères ombilicales et l'ouraque aucune disposition analogue à celle que je viens de signaler pour la veine. Non-seulement, en effet, ces organes sont collés à la paroi abdominale par la péritoine réduit à son feuillet séreux, mais encore il n'y a plus de gouttières des muscles droits..., etc. ; » et il donne en même temps une figure de la ligne blanche vue par derrière, dans laquelle on a dessiné très-nettement cette adhérence du fascia transversalis médian à la gaîne des muscles droits dans une étendue de plusieurs centimètres au-dessous de l'ombilic. Cette adhérence cesse en effet un peu au-dessus de la terminaison de la gaîne postérieure du muscle droit ; de sorte que la hauteur de tout cet espace ne dépasse guère 4 à 5 centimètres.

En bas, il n'existe aucune limite arrêtée. Le tissu celluIo-graisseux se continue sans interruption de l'ombilic à la vessie le long des artères ombilicales et de l'ouraque. »

Tel est l'état de la question.

Nous avions espéré pouvoir nous-même essayer de contrôler au moyen du scalpel les affirmations du professeur de Nantes ; mais, obligé de terminer ce travail plus vite que nous ne l'aurions désiré, nous avons dû renoncer à ce projet que du reste la saison avancée permettait trop difficilement de mettre à exécution.

Il est certain que l'existence d'un fascia infra-umbilicalis dans cette région rendrait bien compte de l'enkystement pour ainsi dire de collections purulentes qui prennent la forme d'une tumeur circonscrite et n'ont pas de tendance à fuser. Nous ferons seulement une simple objection à l'opinion de M. Joüon, objection *a priori* toute théorique et qui ne prévaudrait pas beaucoup contre des faits bien observés.

Ce fascia n'existe que chez les individus adultes bien constitués; comment donc expliquer chez l'enfant, où il est rudimentaire, cette même disposition des abcès ? Chez la femme qui vient d'accoucher, il doit être distendu, tiraillé ; ses fibres ont dû être écartées, et par suite, il ne peut opposer qu'une bien faible barrière, si tant est qu'il en soit encore capable, à l'envahissement du pus dans les parties voisines. Or, tous les âges fournissent des exemples de la variété de phlegmon nommé sous-ombilical. On l'a observé chez les nouvelles accouchées, et c'est à une malade de ce genre qu'à trait l'observation que nous rapportons plus loin.

Il resterait peut-être encore, il est vrai, une raison

à donner ; c'est que, si l'inflammation est lente, les mailles du tissu cellulaire qui forme ce fascia, quoique faibles, peuvent s'épaissir, pour ainsi dire, se condenser et servir de charpente pour une espèce de néomembrane protectrice ; mais ce n'est là qu'une hypothèse, et nous ne savons pas si elle serait capable de rallier quelques opinions. Nous n'oserions la défendre, n'ayant point par devers nous des faits qui puissent nous permettre de l'étayer ; mais elle peut être émise en tant qu'hypothèse, si nous voulons bien nous souvenir du travail pathologique qui a lieu lors de l'inflammation des séreuses, et du tissu cellulaire dont le tissu séreux n'est qu'une modification.

Ces données anatomiques nous étaient nécessaires avant de parler des symptômes. Nous ne réserverons pas une place à l'anatomie pathologique ; en effet, il n'y a rien de spécial à dire sur les phlegmons profonds nés sur place pour cette région. Au chapitre *étiologie et pathogénie*, nous dirons quelques mots de ceux qu'on voit survenir après la fièvre typhoïde et qui paraissent avoir leur origine dans une lésion du muscle. En rapportant les symptômes des phlegmons sous-ombilicaux, nous dirons les caractères de la cavité qu'on peut explorer au moyen du stylet, après évacuation du pus, soit artificielle, soit naturelle.

Dans tous les cas de phlegmons sous-ombilicaux rapportés jusqu'ici, il n'y a pas eu d'autopsie : une seule fois, (sur sept observations), le malade est mort d'une affection intercurrente, et M. Heurtaux n'a pas été autorisé à procéder à l'examen cadavérique.

ETIOLOGIE. — PATHOGENIE.

Il n'est pas toujours facile de préciser sous quelle influence se développent les phlegmons de la paroi abdominale; bien souvent elle échappe, mais on doit admettre qu'il est certaines circonstances dans lesquelles on voit ces phlegmons se produire plus facilement que dans d'autres; souvent aussi on les voit en dehors de ces circonstances. Les causes doivent donc être divisées en causes prédisposantes et en causes occasionnelles. Parmi les premières se rangent l'âge, le sexe, les états généraux graves.

Age. — C'est un peu pour nous conformer à une sorte de tradition que nous avons placé l'âge parmi les causes prédisposantes; mais son influence, nous l'avouons, nous paraît minime. Une seule chose semble certaine, c'est que les phlegmons qui nous occupent ne s'observent que très-rarement dans un âge avancé. Les jeunes gens et les adultes y sont également exposés, on les voit encore se développer avant l'adolescence. Heurtaux rapporte un cas à six ans, Poisson un cas à douze ans; Vaussy un à douze, deux à onze. La faiblesse des muscles abdominaux invoquée pour expliquer ces phlegmons nous semble être une raison assez juste et à laquelle il faudrait encore peut-être ajouter leur plus grande vascularité.

Sexe. — En dehors de l'état puerpéral qui est une des causes prédisposantes les mieux établies, les deux sexes paraissent être aussi souvent atteints l'un que l'autre. Remarquons seulement que, chez la femme, les muscles sont plus faibles que chez l'homme, ce qui semblerait constituer chez elle une sorte de prédisposition morbide pour cette affection.

Etats généraux. — Parmi les états généraux, citons d'abord la misère physiologique créée par des privations ou par toute autre cause, — cet état particulier de l'organisme où l'on voit le pus se faire sans motif et nommé diathèse purulente, ou enfin les diathèses diverses, bien que nous ne puissions rien affirmer de bien positif sur ce point.

Dans une de ses observations, M. Heurtaux accuse l'état syphilitique du malade.

Fièvre typhoïde. — La fièvre typhoïde mérite une place à part dans l'étiologie. En effet, au point de vue qui nous occupe, elle donne lieu à des considérations multiples. Pendant le cours de cette pyrexie et surtout après la convalescence, l'organisme affaibli laisse se former du pus avec une grande facilité, le tissu cellulaire des parois peut être pris au même titre que celui des autres régions de l'économie. Ici, rien de particulier, mais, à part ces phlegmons, il en est d'autres qui méritent plus particulièrement l'attention, ce sont ceux qui se forment dans la gaîne du grand droit de l'abdomen aux dépens du tissu de ce muscle. Ceux-ci, connus déjà au point de vue macroscopique, ont été mieux étudiés au moyen du microscope qui a permis de fixer leur pathogénie.

M. Labuze, dans sa thèse, a résumé les travaux antérieurs ; ce que nous allons en dire montrera que si la fièvre typhoïde crée, par la dénutrition générale qu'elle entraîne, une moindre résistance à la suppuration, et peut, à ce titre, être placée parmi les causes prédisposantes, elle constitue aussi une cause qui mériterait presque d'être rangée parmi les déterminantes, grâce aux lésions musculaires et à l'altération du sang qu'elle détermine.

Décrire ces dernières lésions avec détail serait sortir de notre sujet, mais nous devons en dire quelques mots pour comprendre la formation du pus dans ces cas. Les travaux de Zenker et de M. Hayem ont fait ranger en deux classes les dégénérescences des muscles chez les typhiques (dégénérescence granuleuse et cireuse). Celle-ci s'accompagnent en outre pour M. Hayem de lésions vasculaires (endartérite proliférante pouvant aller jusqu'à l'oblitération des vaisseaux).

Le muscle et ses vaisseaux, ainsi altérés, résistent peu à la rupture ; celle-ci s'accompagne d'un épanchement sanguin, ce dernier s'enkyste (Virchow), parfois il subit la transformation fibrineuse, ou bien encore aboutit à la suppuration.

Pour Zenker, la suppuration est due « à l'exagération du travail réparateur provoqué par les dégénérescences, c'est-à-dire à la prolifération cellulaire trop rapide du perymisium, donnant naissance à des cellules incapables d'une évolution ultérieure et destinées à mourir. »

De son côté, M. Hayem reconnaît deux modes de suppuration :

« 1° L'infiltration purulente qu'il a observée lui-même autour des foyers hémorrhagiques et qu'il croit devoir attribuer aux oblitérations artérielles, rapprochant ainsi ces lésions des infarctus enflammés.

2° Les abcès proprement dits, qu'il considère comme exceptionnels, et dont il n'a jamais vu d'exemple. Un seul cas observé récemment par M. Liouville chez un malade qui présentait en même temps des infarctus viscéraux lui a fait penser qu'il fallait attribuer la formation du pus aux oblitérations vasculaires.» Thèse de M. Labuze en 1871.

La suppuration n'est pas exceptionnelle, comme on l'avait pensé, puisque Labuze en rapporte treize cas, soit personnels, soit pris dans les auteurs. Pour nous, nous ne citerons qu'une seule observation, elle est empruntée à la clinique du professeur Dolbeau et son importance nous engage à la publier en entier.

Il s'agit d'un homme couché au n° 37, salle Saint-Côme, âgé de 31 ans, grand, très-fort, bien constitué. Cet homme n'accuse pas de maladies antérieures, il n'a pas eu la syphilis. Il y a trois mois, il fut atteint d'une fièvre typhoïde parfaitement caractérisée et qui a présenté cette particularité qu'il y a eu plusieurs éruptions successives de taches lenticulaires. La maladie a été grave; pendant sa durée, le patient s'est plaint souvent d'une douleur dans le bas-ventre. On a négligé un peu ce symptôme, car il est habituel de voir les malades atteint de fièvre typhoïde se plaindre de douleurs abdominales plus ou moins vives. Plus tard, à l'approche de la convalescence, le malade a pu préciser ses souffrances. Il a attiré l'attention sur un point toujours le même, la partie sus-pubienne de l'abdomen. A cette époque, on a trouvé au-dessus du pubis une tumeur globuleuse et médiane faisant peu de relief, mais donnant, surtout à la palpation, l'idée d'un corps arrondi.

Cette tumeur fut prise un instant pour la vessie distendue par l'urine; le cathétérisme fit raison de cette hypothèse. Il est probable que la tumeur existe maintenant depuis six à sept semaines. Suivant le malade, la chose aurait débuté brusquement, une douleur vive, aiguë, aurait apparu au moment où il essayait de se mettre péniblement sur son séant. A ces douleurs originales a succédé un calme relatif. A la période aiguë caractérisée par ces douleurs vives, apparaissant surtout à l'occasion de certains mouvements, a succédé une période chronique, s'annonçant par la présence d'une douleur circonscrite au bas-ventre, douloureuse à la pression, mais peu sensible pendant le décubitus dorsal.

Aujourd'hui cet homme est sans fièvre, se plaint du bas-ventre, et encore dans des limites très-restreintes. Si l'on examine l'abdomen, on lui trouve une forme à peu près normale, sauf une légère tuméfaction à la région sus-pubienne.

La palpation, bien plus que la vue, démontre l'existence d'une tuméfaction. La tumeur est médiane, mais elle occupe de préférence à la partie latérale gauche de la ligne blanche. Elle commence à deux travers de doigt au-dessus du pubis, et s'arrête en haut à trois travers de doigt de l'ombilic.

A peu près au milieu de l'abdomen, elle dépasse la ligne médiane, à droite d'un travers de doigt, à gauche de quatre travers. Plus volumineuse qu'une demi-orange, elle fait un relief peu sensible la surface de l'abdomen ; on peut difficilement la saisir dans les mains ; on arrive cependant à déterminer que sa consistance générale est assez ferme. Elle est uniformément globuleuse, excepté du côté droit, où ces limites sont indiquées par des indurations rrégulières.

Par la palpation, on ne peut préciser les limites profondes du mal. La tumeur est mobile, on peut la déplacer. Dans cette exploration, on ne sent pas le prolongement qui s'engagerait profondément dans le ventre. Si l'on fait contracter les muscles droits de l'abdomen, la tumeur, loin de disparaître, fait une saillie plus considérable, et sa mobilité latérale diminue très-notablement.

Après avoir essayé du repos et de l'emploi des vésicatoires volants, il a été utile d'ouvrir. L'incision a donné issue à quelques cuillerées de pus. Une semaine après, le malade sortait complètement guéri.

Dolbeau, pour se rendre compte du mode de production de ces abcès, admet que ces dépôts succéderaient à des déchirures musculaires compliquées d'épanchements.

« Qu'est-il arrivé à ce malade? Dans le cours de la

fièvre typhoïde, alors que les muscles sont ramollis, que le sang est profondément altéré, il a fait un effort pour se mettre sur son séant, il a éprouvé une douleur très-vive qui se renouvelait à chaque mouvement analogue, puis tout s'est calmé et la tumeur phlegmoneuse s'est établie progressivement.

Je précise donc le diagnostic en disant abcès de la gaîne du muscle grand droit de l'abdomen consécutif à un épanchement sanguin, suite de rupture musculaire. »

Mais il faut dire que cette opinion, défendue par Dolbeau, avait été déjà soutenue dans les mémoires de médecine et de chirurgie militaires de 1865 par M. Dauvé, actuellement médecin à l'hôpital du Gros-Caillou; nous sommes heureux que notre sujet nous fournisse l'occasion de témoigner à ce chirurgien toute notre gratitude pour les conseils et les leçons qu'il nous a donnés avec une si grande bienveillance, alors que nous étions dans son service.

Cette manière de voir a été également admise par M. Labuze qui, en outre, fait jouer un rôle plus considérable à l'altération irritante du sang.

Nous pensons, à notre tour, que toutes ces causes doivent être réunies, car toutes, elles créent isolément un milieu éminemment favorable à la suppuration, tandis que, d'habitude, à l'état de santé, le sang épanché à la suite de ruptures musculaires se résorbe progressivement et suivant des lois connues.

Etat puerpéral. — Indépendamment des cas très-nombreux où la collection purulente n'est due qu'à l'invasion progressive d'une suppuration ayant son siége primitif dans le petitbassin (pelvi-péritonite, phlegmon du ligament large, adéno-phlegmon de M. Guérin), et dont nous avons annoncé que nous ne nous occuperions pas ici, on peut trouver chez la femme qui vient d'accoucher le phlegmon idiopathique des parois abdominales antérieures ; seulement, dans tous ces cas, le diagnostic différentiel offre une difficulté de plus.

Heurtaux signale un cas de phlegmon sous-ombilical rentrant dans cette catégorie. Celui que nous rapportons est survenu aussi quelque temps après l'accouchement. Il est probable qu'on en trouverait d'autres cas.

Il nous serait difficile d'indiquer une cause prochaine à ces suppurations comme cela vient d'être fait pour la fièvre typhoïde. Dire que la puerpéralité crée un état général, c'est reculer la difficulté plutôt que la résoudre.

Rhumatisme musculaire. — Le rhumatisme musculaire s'est quelquefois terminé par suppuration. Bouillaud, Béhier, M. Hardy ont rapporté à cet égard des observations qui semblaient démontrer ce fait d'une manière irréfutable.

Telle n'est pas cependant l'opinion de Chomel et de Grisolle : M. Fischer se rallie à l'autorité de ces deux derniers professeurs, et il conclut :

1° Qu'il n'est pas certain jusqu'ici que le rhumatisme musculaire se soit terminé par suppuration, puisqu'aucun fait observé ne le démontre.

2° Qu'il est au moins fort douteux que le rhumatisme musculaire soit de nature à produire la suppuration des muscles.

C'est aujourd'hui l'opinion généralement admise que le rhumatisme n'entraîne pas la suppuration.

Causes occasionnelles. — Elles peuvent être rangées sous deux chefs : 1° le traumatisme ; 2° l'existence d'une affection d'organes voisins.

Traumatisme. — Le traumatisme nous paraît la seule cause indiscutable, soit qu'il survienne chez un individu bien portant, comme cela s'est vu dans le cas de Bourienne, soit au contraire que déjà tout soit prêt pour la suppuration, comme dans la fièvre typhoïde ou la puerpéralité. Alors la moindre violence suffira, l'effort nécessaire pour se mettre sur son séant, comme cela eut lieu pour le malade de Dolbeau.

Bien souvent la cause occasionnelle nous échappe : c'est ainsi qu'il est impossible d'assigner une cause déterminée dans les six observations de M. Heurtaux ; nous-mêmes, nous n'avons pu découvrir chez notre malade une cause certaine de phlegmon sous-ombilical.

Lésions d'organes voisins. — 1° Les lésions de la vessie méritent une place dans cette étiologie : les phlegmons périvésicaux peuvent se développer dans le tissu cellulaire qui entoure ce réservoir quand celui-ci a été le siége d'une affection d'une durée plus ou moins longue. Toutefois, nous devons dire que c'est généralement à la suite de fistules urinaires ouvertes au niveau de l'ombilic ou dans la région voisine que l'on voit survenir le phlegmon de la paroi ; de sorte que, dans ces cas, surtout si le phlegmon prend une marche qui le rapproche du phlegmon diffus, on peut probablement rapporter à l'irritation due au passage de l'urine le développement de l'inflammation.

2° Les abcès de la région hépatique se trouvent dans les auteurs en plus grand nombre que les précédents. M. Poisson pense même que ce serait là le siége le plus fréquent des abcès de la paroi abdominale ; cependant il ne cite que deux exemples de ce genre. Aussi sommes-nous portés à penser, contrairement à cet auteur, que leur siége d'élection est surtout situé dans la région périombilicale et hypogastrique : à l'appui de cette manière de voir que paraît établir ce que nous avons décrit plus haut, citons encore l'opinion suivante de M. Labuze : « Dans la fièvre typhoïde, les muscles droits sont le plus souvent atteints des deux côtés dans leur partie inférieure. »

Nous devrions maintenant étudier la coexistence des abcès des parois avec des lésions diverses du tube digestif ou de quelques organes annexes. C'est ainsi que tous les auteurs signalent des cas de phlegmon des parois dans la dysentérie, les ulcérations intestinales, les péritonites chroniques, les cancers de l'épiploon (Guyon, Poisson), les coliques hépatiques, les coliques néphrétiques, et cela, sans qu'il y ait de relation évidente entre les uns et les autres. Il y a là une difficulté. A-t-on eu affaire à une simple coexistence? M. Bernutz croit qu'il faut admettre entre les affections intestinales et le développement des phlegmons une corrélation dont la cause reste inconnue : « Il n'y a pas, dit-il, nécessité absolue de comprendre le mécanisme d'actes pathologiques pour qu'on puisse les admettre lorsqu'ils reposent sur des faits assez nombreux. » D'ailleurs, ce qui se fait dans ce cas pour expliquer les abcès de la paroi, a été fait également par Trousseau pour expliquer les abcès périnéphriques dont la cause immédiate échappe. C'est ainsi que l'illustre professeur de l'Hôtel-Dieu admet une périnéphrite sympathique de la douleur de la vessie, du cordon spermatique, des coliques hépatiques : « Vous savez que la douleur, conséquence de l'inflammation, peut devenir à son tour l'occasion d'une fluxion inflammatoire, » et plus loin : « La douleur peut donc, sans aucune lésion locale primitive, devenir l'occasion et la cause d'une inflammation.

« Il n'est pas rare, en effet, après de violentes coliques néphrétiques, de constater des abcès autour des reins, dont l'ouverture vient démontrer que la formation du pus ne pouvait être la conséquence d'une fistule urinaire, de même que l'examen des urines avait déjà établi qu'il n'existait point de néphrite purulente. On ne peut donc pas admettre, dans ces cas, qu'il y ait eu propagation de l'inflammation du rein au tissu cellulaire ambiant, et il faut bien accorder une grande part à l'élément douleur dans la formation de ces abcès. »

Comment ces inflammations se produisent-elles? Sympathies, irritations réflexes du grand sympathique, modification à distance de l'innervation trophique des éléments? Mieux vaut avouer notre ignorance sur ce point ; mais, bien que l'explication immédiate nous échappe, nous avons voulu montrer que cela n'a pas lieu seulement dans l'affection dont nous faisons ici l'histoire.

Enfin, signalons avec Nélaton (Traité de pathologie), comme causes exceptionnelles, l'inflammation du rein (Fabrice de Hilden), la perforation de l'intestin par un lombric (Willis), l'abus des purgatifs drastiques (Dance), et rappelons, en terminant cette étiologie, qu'une petite malade, dont nous citerons l'observation plus loin, venait d'avoir une rougeole compliquée de pneumonie.

SYMPTOMES

Il est assez difficile de donner en commençant le tableau clinique d'un malade atteint de phlegmon des parois abdominales, puis d'analyser isolément chacun des symptômes dont nous aurions présenté l'ensemble. On comprend en effet que la symptomatologie de cette affection varie un peu avec les diverses régions de la paroi où on l'observe, et aussi avec les causes qui lui ont donné naissance : c'est ainsi, par exemple, que l'abcès pariétal survenu pendant une maladie quelconque du tube digestif ou de la cavité abdominale ne ressemble pas à celui qui survient pendant la fièvre typhoïde ou l'état puerpéral.

Ces réserves admises, on peut dire que le mode de début des phlegmons des parois peut être ramené à deux cas : aigu ou suraigu dans le premier ; lent, insidieux dans le second.

Dans le cas d'invasion brusque, la douleur est aiguë, spontanée, exagérée par la pression, réveillée par les mouvements volontaires ou rhythmiques de la paroi pendant la respiration et les autres actes physiologiques qui nécessitent le concours des muscles abdominaux. Cet état amène une gêne fonctionnelle quelquefois portée à un très-haut degré d'intensité : c'est alors que les malades prennent les positions les plus favorables à diminuer la douleur ; ils sont accroupis, les mains appuyées sur l'abdomen, ou bien ils se mettent à quatre pattes. Citons enfin la position de la malade de Delamotte (Traité de chirurgie, 1771). « Elle se tenait jour et nuit dans la même situation, ayant les genoux contre le visage et les talons rejetés aussi vers les fesses. » En outre, il existe de la fièvre, la peau est chaude, rouge ; les pulsations artérielles sont perçues par le malade au lieu même de l'inflammation ; en un mot, tous les signes locaux et généraux d'un phlegmon aigu, mais s'accompagnant de phénomènes graves, pouvant faire croire, surtout à cause de la région où ils se sont montrés, à l'invasion d'une péritonite aiguë.

Disons, avant d'aller plus loin, que ce sont là les cas les plus rares. En lisant les auteurs qui se sont occupés de la question, on voit que presque toujours ces phlegmons ont une marche subaiguë, souvent même chronique. Ce sont d'abord des douleurs sourdes ; le sujet souffre dans le côté ou dans le bas-ventre. La marche, les grandes inspirations, l'effort exagèrent ce symptôme. Localement rien n'indique encore ce qui va avoir lieu, à l'inspection du moins, car déjà la palpation fait trouver une sorte de résistance, d'induration. Le malade, dont la main est exercée à rechercher la cause de sa douleur, attire le premier l'attention du médecin sur ce symptôme qui, sans cela, pourrait tout d'abord passer inaperçu, du moins à un premier examen. Puis progressivement la gêne fonctionnelle et l'induration augmentent, la résistance à la main diminue ; il y a une tuméfaction, puis une vraie tumeur. Les phénomènes douloureux peuvent à ce moment avoir été peu marqués, et la coloration des téguments soulevés ne différe pas de celle des parties avoisinantes. Après un temps variable, cet état subaigu fait place à un état aigu, la peau devient rouge et s'ouvre, parfois même il y a un frisson : c'est ainsi que les choses se passent le plus souvent. La progression des phénomènes n'est pas toujours observée ainsi que nous venons le dire : il est des cas où la tumeur se développe très-rapidement, cela a lieu en particulier pour les phlegmons sous-ombilicaux, et dans ces derniers, le fait est d'autant plus à noter que dans toutes les observations nous n'avons pas trouvé un seul cas où la cause occasionnelle puisse être nettement indiquée. Chez la malade dont nous rapportons l'observation, il existait une petite tuméfaction qui dans une nuit prit le volume d'une orange.

Quant aux phénomènes généraux, il faut aussi distinguer deux cas : très-intenses et capables d'inspirer de sérieuses inquiétudes quand le phlegmon débute d'une façon brusque, ils ne se montrent guère ou du moins ne sont bien marqués qu'au moment où s'établit la fièvre de suppuration, dans la grande majorité des cas rapportés. Dans le premier cas, le frisson est souvent intense, le pouls petit, rapide, et chose importante le *facies n'est pas péritonéal*; la douleur est extrême « par suite de la grande quantité de nerfs qui se distribuent dans l'épaisseur de la paroi antérieure du ventre et aussi par suite de la résistance qu'opposent au développement de la tumeur les divers plans musculaires et aponévrotiques qui peuvent la séparer de la peau. » Cette raison fournie par Chassaignac (Traité de la suppuration, section des suppurations abdominales) n'est pas valable dans toutes les circonstances, puisque souvent la douleur est nulle ou à peu près au début dans les cas de phlegmons subaigus : serait-ce parce que, dans les circonstances, la distension a été progressive et modérée? Cela est possible et nous paraît devoir être admis.

Les phénomènes généraux au contraire, ne se développent qu'au moment de la suppuration dans les cas de phlegmon subaigu. Alors on voit survenir les phénomènes habituels de la suppuration sur lesquels nous n'insistons pas : frissons, fièvre, exacerbation du pouls et de la température (celle-ci se tient d'ordinaire entre 38° et 39°, cependant M. Poisson cite une observation où la température atteignit 41° le troisième jour, mais il mentionne le fait sans l'accompagner de détails), troubles de l'appétit auxquels on voit parfois se joindre des vomissements bilieux ou alimentaires. Quant à la douleur, jusque-là peu marquée ou nulle, elle se réveille ou s'exagère à ce moment. Continue et sourde avec irradiations, elle peut quelquefois gêner la miction ; par exemple, chez notre malade, le cathétérisme avait été nécessaire; elle s'exaspère par la pression.

Ce que nous avons dit plus haut montre l'explication qu'on peut donner de son peu d'acuité dans quelques cas, mais il est bien rare d'observer un abcès qui ne s'accompagne de douleur à aucun moment de son évolution, ainsi que Boinet en a rapporté un cas extrêmement intéressant à cause de sa rareté même. (*Union médicale de* 1876.) La tumeur avait mis deux mois à se développer : pendant toute cette période elle demeura indolente, si bien que la malade put continuer de se livrer à ses travaux. Elle fut même prise pour un kyste de l'ovaire ; nous en reparlerons au chapitre du diagnostic.

Variétés. — Dans les abcès consécutifs aux ruptures musculaires des grands droits après la fièvre typhoïde, la douleur ne se présente pas non plus toujours avec les mêmes caractères. D'après les observations que nous avons lues, on peut conclure que d'ordinaire elle précède la tumeur, tantôt vive et lancinante, pouvant aller jusqu'à gêner la miction, tantôt sourde et limitée. Quelquefois la tumeur est déjà presque développée entièrement quand l'attention du médecin est attirée, d'autres fois au contraire, on attend cinq, six, huit jours au plus, et la palpation ne fait rien sentir dans la région où le malade localise ses souffrances. Deux observations, rapportées dans la thèse de M. Labuze, méritent d'être rapprochées à ce point de vue ; elles ont été toutes deux suivies d'autopsie. Dans l'une, due à M. Bergeron, il y avait eu pendant la vie des douleurs aiguës, développement progressif d'une tumeur au niveau de laquelle la peau ni rouge ni épaissie glissait librement : on trouva après la mort « une cavité du volume d'un œuf de poule, peu régulière, sans cloisonnement, limitée en haut par la dernière des travées tendineuses sur lesquelles s'insèrent les fibres du muscle grand droit de l'abdomen. » La limite inférieure n'est pas indiquée.

Dans l'autre, due à M. Dauvé, il y avait eu un peu de douleur quatre jours avant la mort, et légère saillie, située des deux côtés de la ligne blanche, et attribuée à l'extrême maigreur des parois abdominales. A l'autopsie, on trouva « la gaîne des deux muscles droits distendue dans son tiers inférieur par des caillots noirâtres qui ont dissocié les fibres musculaires, les ont ramollies même et détruites en certains points. » En rapprochant ces deux observations, on est autorisé à penser que là aussi, c'est quand la suppuration se fait que la tumeur se limite mieux, et que les douleurs sont plus vives : l'épanchement seul ne donnerait lieu qu'à une saillie moindre avec moins de douleurs. En effet, le pus ne se produit pas immédiatement après l'épanchement effectué. M. Deshayes a publié une observation qui peut nous guider sur ce point: un convalescent de fièvre typhoïde se plaint d'une douleur dans la partie inférieure de l'abdomen; une tuméfaction est sensible le 20 janvier; le 5 février, les moyens résolutifs employés jusque-là (vésicatoires, etc.) ayant échoué, on se décide à ouvrir. « L'incision ne fut pas profonde, il ne sortit pas de pus; cependant la tumeur augmente de volume, et le 20 février on fit une nouvelle incision qui donna issue à une cuillerée environ d'un liquide rougeâtre, louche, épais, constitué par un mélange évident de pus et de sang. » Léger suintement les jours suivants, le malade sort guéri.

De la lecture de cette observation n'est-il pas permis de conclure, contrairement à son auteur, non point qu'on n'était pas allé assez profondément lors de la première incision, époque où on n'avait senti qu'une résistance fluctante, mais qu'à ce moment le pus n'était pas formé? En effet, quinze jours après celle-ci, une deuxième incision « faite hardiment » ne donna issue qu'à une cuillerée environ de liquide formé par le mélange de pus et de sang, c'est-à-dire à une quantité très-peu considérable.

Phlegmon sous-ombilical. — Par abcès sous-ombilicaux, nous désignons plus spécialement les abcès profonds et idiopathiques de cette région, car nous avons vu que les abcès consécutifs aux lésions musculaires qu'entraîne la dothiénentérie siégent aussi au-dessous de l'ombilic. Les phlegmons de la cavité prépéritonéale siégent aussi au-dessous de l'ombilic, jusqu'au niveau duquel ils peuvent atteindre : ils doivent être séparés de ceux-ci quand ils sont consécutifs à une lésion vésicale et que l'inflammation marche de bas en haut, mais c'est probablement à cette classe que doivent se rattacher ceux dont nous allons parler. Ceux-ci, en effet, sont situés dans le haut de la cavité, indépendants d'une altération de la vessie, et marchent de haut en bas, au lieu de gagner progressivement depuis le tissu cellulo-graisseux péri-vésical jusqu'à l'ombilic. En général, ils se montrent chez des individus malades ; une seule fois, le sujet était en bonne santé quand survint l'affection. Encore dans ce cas particulier le diagnostic du phlegmon sous-ombilical doit-il donner lieu à certaines réserves, surtout si l'on a égard à la façon dont il s'est terminé : il est à regretter que cette observation ne comporte pas plus de détails (obs. V du mémoire de M. Heurtaux).

Comme nous ne connaissons que les faits cités par Heurtaux, nous allons les résumer : il en a produit six, mais nous n'en citerons que cinq ; le quatrième ayant trait à une fistule qui a pu succéder a tout autre abcès et n'offrant pas les conditions nécessaires pour entraîner la conviction.

Obs. I (résumé.) — Homme de 35 ans, syphilitique à la période secondaire, pris, sans cause appréciable, de douleur à l'hypogastre avec fièvre, nausées, vomissements bilieux. Deux jours après, il existe déjà, dans la région sous-ombilicale, une tumeur « à peu près pyriforme dont la grosse extrémité, située en haut, monte exactement au niveau de l'ombilic ; tandis que son extrémité inférieure se perd insensiblement à quelques centimètres au-dessus du pubis. Les bords latéraux, de même que le supérieur, sont très-bien délimités. Cette tumeur, résistante, mate à la percussion, ressemble beaucoup à la vessie distendue par l'urine : cependant le malade urine facilement et sans douleur. Ponction une dizaine de jours après le début des accidents ; pus à odeur forte. Drainage, guérison.

Obs. II (résumé). — Femme de 35 ans, accouchée depuis trois semaines, prise d'une douleur dans l'hypogastre avec fièvre. Huit jours après, on sent, dans la région sous-ombilicale, une tumeur ferme, douloureuse, immobile, s'étendant de l'ombilic au voisinage du pubis. La peau est intacte et mobile. Cette tumeur ressemble à l'utérus augmenté de volume. — Au bout de neuf jours, ouverture spontanée de la collection purulente ; issue d'une bonne quantité de pus, guérison.

Obs. III (résumé). — (R... Joseph), caporal, 32 ans, dans le cours d'une pleurésie avec épanchement est pris, le 3 mars 1871, de douleur à l'hypogastre avec fièvre.

Le 13. Apparition d'une tumeur douloureuse située sur la ligne médiane, allant de l'ombilic à deux travers de doigt au pubis.

Le 14. La fluctuation est évidente : incision profonde donnant issue à 120 ou 150 gr. d'un pus un peu clair, d'odeur forte. — Quelques jours après, le malade va mieux et quitte l'hôpital.

Obs. IV. — A trait à une fistule ombilicale ayant probablement succédé à un phlegmon sous-ombilical.

Obs. V (rapportée *in extenso*). — « Une femme de 50 à 55 ans m'est présentée en 1873, par un de mes collègues. Au milieu d'une bonne santé en apparence, cette femme a été prise, il y a trois semaines environ, d'une pesanteur douloureuse dans la partie inférieure du ventre, au-dessous de l'ombilic. Les douleurs ont pas été très-vives et il n'y a pas eu de fièvre très-prononcée.

Au moment de l'examen, je trouve une masse ovalaire occupant la région sous-ombilicale, appréciable même à la vue. A la palpation, cette tumeur se délimite bien de tous côtés, mais surtout en haut où elle s'arrête au niveau d'une ligne presque droite passant par l'ombilic. La peau qui la recouvre est intacte. Sensibilité médiocre à la pression, point de fluctuation appréciable.

Mon confrère craignait une tumeur de mauvaise nature, à marche rapide; mais quand je lui eus montré les croquis représentant les phlegmons que j'avais précédemment observés, il fut frappé comme moi de leur analogie avec la forme de la tumeur actuelle et n'hésita pas à accepter mon diagnostic de phlegmon sous-ombilical, bien que dans le cas présent l'affection eût suivi une marche assez lente.

Environ 15 jours après mon examen, cette tuméfaction disparaît complètement sans ouverture extérieure, mais à la suite de l'écoulement, par la vulve, d'un liquide de mauvaise odeur et ressemblant à du pus. Depuis lors, cette malade a joui d'une bonne santé.»

Obs VI. L... (Marie-Louise), 6 ans 1/2, constitution chétive, tempérament lymphatique, a eu, en décembre 1874, une rougeole suivie de broncho-pneumonie. En mars 1875, apparition à la partie inférieure du ventre d'une tumeur que le médecin traitant prit pour un kyste ovarique. Quand elle vient consulter M. Heurtaux (14 juillet 1875), il existe de l'ombilic au pubis « une tumeur arrondie, mate, immobile, profonde; la peau qui la couvre est intacte.» Fluctuation apparente avec fièvre.

Le 25 juillet. Ouverture spontanée, issue de pus en grande quantité.

Le 30. La tumeur existe toujours, mais moins tendue. Introduction d'un stylet courbé par la petite ouverture qui conduit dans une cavité plate d'avant en arrière, mesurant 6 centimètres dans les sens longitudinal et transversal.

Drain, pus de mauvaise odeur, fièvre.

Au bout de deux mois et demi, réduction de la cavité.

Contre-ouverture le 16 octobre et drain.

Le 26 novembre, suppuration nulle, cavité réduite à l'état de simple trajet fistuleux : injection avec de la teinture d'iode étendue d'eau, jusqu'au 24 décembre.

Le 8 janvier 1876, cautérisation d'un petit bourgeon charnu de l'ombilic.

Le 3 février, l'enfant est guérie.

Observation (personnelle) (recueillie dans le service de M. Oulmont, à l'Hôtel-Dieu).

La nommée Thérèse Br..., âgée de 27 ans, cuisinière, d'un tempérament nerveux, est entrée le 23 janvier 1878 à l'Hôtel-Dieu, salle Sainte-Anne, lit n° 12, dans le service de M. Oulmont.

Elle est accouchée pour la première fois le 25 novembre 1875. Le travail n'a pas été prolongé (petites douleurs le vendredi, grandes douleurs le samedi, accouchement le dimanche à midi et demi). Après neuf jours, elle est sortie et n'ayant pas voulu reprendre son travail habituel, elle s'est fait recevoir comme nourrice dans un bureau. Toutefois, après son accouchement, elle aurait ressenti dans le côté gauche une douleur qu'elle comparait à celle que produirait une écorchure, et à partir de ce moment cette douleur n'aurait pas disparu : de plus il existait une induration au pli de l'aine, mais qui n'était pas volumineuse.

Quelques jours après, sans cause connue, sans avoir reçu de coups, sans traumatisme d'aucune sorte, il survient sur la paroi abdominale antérieure, au-dessous de l'ombilic, une douleur accompagnée d'une légère tuméfaction. La malade disait que « c'était son affection de gauche qui se déplaçait. » Au bout de 3 jours, elle souffrit beaucoup pendant la nuit et s'aperçut au réveil que tout d'un coup la tumeur était devenue du volume d'une petite orange, « comme si l'on avait placé là quelque chose avec la main. » Elle va demander une consultation au bureau central qui l'envoie à l'Hôtel-Dieu.

Voici ce que l'on constate :

Etat général : paraît assez bon, pas de fièvre.

Etat local. — Au-dessous de l'ombilic, à 2 ou 3 centimètres environ, il existe une tumeur grosse comme une orange ; elle est située sur la ligne médiane qu'elle dépasse de chaque côté ; elle est dure et ne donne à la main aucune sensation de chaleur appréciable ; elle est égale, irréductible et non fluctuante. Tout autour de cette tumeur, qui est bien limitée sur tous les points, excepté en bas, on ne trouve à la palpation aucun signe qui puisse faire croire à une éventration ; la tumeur ne change pas de volume quand on met la paroi abdominale dans le relâchement. En bas, on constate, faisant suite à la tumeur, une induration qui, au lieu de cesser comme sur les autres contours, paraît se continuer vers le petit bassin.

La tumeur est très-douloureuse à la palpation ; en outre, il existe des douleurs spontanées lancinantes, et la malade accuse une sensation analogue aux battements d'une artère. Pas de sensation de corde dans la fosse iliaque gauche qui puisse donner l'idée du phlegmon du ligament large. La douleur est assez notable pour empêcher la malade d'uriner ; on pratique le soir le cathétérisme chez une malade qui avait uriné le matin, opération qui s'est faite sans difficultés et qui a donné des urines normales.

Par le toucher vaginal, on trouve que les culs-de-sac sont libres et que l'utérus est mobile ; en combinant le toucher vaginal avec la palpation abdominale, on constate que les mouvements de l'utérus se transmettent, à travers la tumeur, à la main appliquée sur la paroi.

D'autre part, les mouvements imprimés à la tumeur sont perçus par le doigt qui touche le col. Mais la sensation ainsi perçue n'est point, il est facile de s'en rendre compte, celle que donnerait un tout formant une seule masse et remuant en même temps ; c'est comme au travers d'une barrière interposée que se transmettent ces mouvements. Cataplasmes.

28 janvier. La tumeur a peu augmenté de volume ; la fluctuation commence à se faire sentir, surtout vers le sommet. D'ailleurs, la malade qui a eu des panaris, dit « qu'elle sent comme un mal qui veut aboutir. »

Le toucher vaginal pratiqué en même temps que le toucher rectal, montre que le petit bassin est libre, comme on l'avait du reste déjà pensé, et que l'abcès siége dans la cavité abdominale.

Rien dans la fosse iliaque.

4 février. La tuméfaction dure qui entoure la douleur abdominale s'est augmentée ; la fluctuation est très-superficielle ; les parois sont amincies en un point. Douleur, grande chaleur.

Le 5. M. Cusco est appelé en consultation par M. Oulmont ; après avoir examiné attentivement la malade et éliminé toutes les affections qui peuvent exister à ce niveau (hernie ou lipome enflammé, abcès stercoral, abcès d'origine vésicale), etc., il arrive à l'idée que c'est bien à une collection purulente isolée et circonscrite que l'on a affaire ; il pratique alors sur la ligne médiane, au moyen du bistouri, une incision longue d'environ 4 à 5 cent., et qui donne issue à environ 250 gr. de pus de bonne nature, jaune et mêlé à du sang. Drain. — Pansement simple.

La malade est soulagée surtout le soir, mais elle a encore des douleurs lancinantes.

Le 6. Rien de nouveau, ainsi que les jours suivants.

Le 11. La malade se trouve très-bien ; le drain est enlevé. Il n'y a presque plus d'empâtement périphérique ; au point où a été faite l'incision, il existe une dépression régulière infundibuliforme de 2 centimètres et demi à 3 centimètres environ de profondeur.

Le 12. On fait un pansement avec des bandelettes agglutinatives. Quelques jours après, on ne voit plus qu'une petite croûte au-dessus d'une plaie presque entièrement cicatrisée, et la malade, complètement guérie, quitte l'hôpital.

Par la lecture des observations qui précèdent, on voit que ce qui donne le cachet caractéristique à cette variété, et qui d'ailleurs lui a valu son nom, c'est l'existence d'une tumeur au-dessous de l'ombilic, avec des caractères assez constants pour permettre de créer un type. Nous n'insisterons pas sur ces caractères : l'observation que nous avons publiée indique bien les transformations successives par lesquelles passe la tumeur une fois constituée; mais son développement ne se fait pas toujours aussi vite, et avant que la tumeur soit formée, il n'y a d'abord qu'une tuméfaction sensible un peu à la vue, mais surtout à la palpation. Aussi, pour cette période de la tumeur, emprunterons-nous au mémoire que nous avons déjà cité plusieurs fois les lignes suivantes.

« Quelquefois le gonflement est appréciable même à la vue, et se présente comme une tuméfaction ovalaire large, peu saillante, se confondant insensiblement par son pourtour avec les parties voisines. Mais la palpation donne des renseignements beaucoup plus précis. On trouve sous la main une tumeur qui commence en haut, exactement au niveau de l'ombilic; on peut la suivre en bas à une distance variable : soit au milieu de l'espace compris entre l'ombilic et le pubis, soit jusqu'au tiers inférieur de cet espace. Elle forme une masse elliptique, à angles et à bords arrondis, dont la base, très-facile à délimiter, est dirigée en haut, et occupe le trajet d'une ligne transversale qui affleure l'ombilic. Les bords latéraux sont également très-nets. Quant au sommet de la courbe, tourné en bas, il semble s'enfoncer dans le bassin, et il est plus difficile d'en déterminer les contours.

« Le diamètre de la tumeur peut varier, aussi bien en travers que de haut en bas, entre 6 et 10 centimètres. Le minimum de ces dimensions a été rencontré chez la malade la plus jeune (6 ans 1/2), et l'on peut dire, d'une façon générale, que le volume de la tumeur est proportionnel au développement du sujet. »

Ajoutons que M. Heurtaux a joint un dessin à sa description.

Nous ferons une simple remarque à ce sujet : la tumeur chez notre malade, était plus symétrique par rapport à la ligne médiane, et sa limite inférieure ne se terminait pas d'une façon aussi abrupte que semble l'indiquer la figure dont nous parlons : elle allait pour ainsi dire en pente douce. D'ailleurs, ce n'est peut-être là qu'une imperfection du dessin, puisqu'il est dit « qu'il est difficile d'en déterminer les contours. »

MARCHE. DURÉE. TERMINAISONS

Les phlegmons des parois abdominales antérieures se terminent par la suppuration ; c'est la règle, et on peut le poser en principe : la plupart des observations que nous avons lues se terminent ainsi.

La résolution peut être regardée comme exceptionnelle.

L'induration est plus fréquente ; mais nous ne savons pas si on pourrait encore en réunir plusieurs exemples ; et quand on a été témoin de tous les phénomènes, frisson, fièvre, etc., qui indiquent la suppuration, si par hasard il n'y avait pas évacuation de pus, il serait permis de croire que la formation du pus a été limitée, et que celui-ci une fois formé s'est résorbé d'après la marche ordinaire.

Dans tous les cas de phlegmons sous-ombilicaux, nous avons vu ceux-ci arriver à la suppuration.

Mais cette formation de l'abcès laisse encore quelques points à résoudre : Combien de temps l'abcès met-il à se former? Qu'est-ce qui l'annonce? Quels sont les caractères du pus? Quels sont les caractères de la poche qui le contient? Que devient la collection purulente?

En étudiant les phénomènes généraux, nous avons indiqué les symptômes que présente le malade au moment de la formation du pus. Il est inutile d'y insister.

Quant à la durée nécessaire pour voir le phlegmon arriver à l'abcès, il est plus difficile de le préciser. Nous avons vu que pour la fièvre typhoïde la formation du pus était assez lente, et que parfois la mort arrivait avant que le foyer sanguin eût été transformé en foyer purulent : pour les phlegmons idiopathiques et profonds de la paroi, il est clair que cette durée varie avec bien des circonstances, tenant non-seulement à la cause de l'abcès, mais encore aux conditions de l'individu, et nous ne pouvons rien dire de fixe à ce sujet.

Dans les phlegmons sous-ombilicaux, la suppuration a lieu après quelques jours dans les cas aigus. Le pus, une fois collecté, se fraye bientôt lui-même une voie, si le chirurgien tarde à intervenir.

Pour fixer approximativement l'époque où apparaît la fluctuation, il faudrait pouvoir préciser le début des accidents, chose le plus souvent impossible puisqu'il arrive presque toujours que le malade, ignorant la cause, ne fournit qu'une réponse très-vague sur le moment où il a commencé à souffrir.

Le pus, en général, est peu abondant, et bien que les abcès formés dans cette région puissent parfois être volumineux, nous serions fort portés à croire qu'on a eu affaire à un abcès secondaire (psoïtis, phlegmon du ligament large, pelvi-péritonite, péritonite enkystée), si avec une petite tumeur on voyait s'écouler une grande quantité de pus dépassant 300 ou 400 grammes.

Le plus souvent ce pus possède une odeur forte, extrêmement fétide : Naussy rapporte dans sa thèse, que chez un enfant de Sainte-Eugénie, dont il publie l'observation, cette fétidité était telle que la salle entière fut empoisonnée pendant plusieurs jours. Dance écrit que « cette odeur se rapproche d'autant plus de celle des matières stercorales que le foyer de la suppuration avoisine de plus près le gros intestin. »

Comment expliquer cette odeur? Dance admet comme cause la transsudation des gaz stercoraux, où, si l'on aime mieux, une sorte d'imbibition stercorale à travers les parois de l'intestin s'étendant jusqu'au foyer. « Ce n'est pas d'ailleurs la première fois, ajoute-t-il, qu'on a vu des suppurations formées au voisinage des canaux excréteurs répandre l'odeur des fluides ou des matières qu'ils contiennent, sans que ces canaux fussent eux-mêmes intéressés : tel est le cas sans doute, de beaucoup d'abcès situés à la marge de l'anus, remarquables par leur fétidité, quoique la sonde ne fasse pas toujours découvrir la perforation du rectum, ou bien des abcès à odeur spermatique, qui se développent autour des testicules et des canaux différents. »

Disons que les phlegmons sous-ombilicaux, s'ils ont une odeur forte, sont dépourvus de cette odeur fécaloïde qui caractérise les abcès des autres points.

Pour ces derniers, il existerait une poche spéciale qui les limite : nous avons, au chapitre anatomie, cité et discuté les conclusions de M. Joüon, et nous avons parlé d'une cavité que peut explorer le stylet après l'évacuation du pus. Chez notre malade, il existait une cavité profonde où on aurait pu enfoncer presque la moitié du petit doigt ; nous n'en avons pas exploré les contours ; d'après les recherches de M. Heurtaux, l'on arriverait rapidement sur la paroi postérieure, ce qui exige que l'on courbe fortement la tige du stylet explorateur. On reconnaît alors qu'on est dans une cavité aplatie ayant une forme « demi-elliptique, comme la tumeur à laquelle elle a succédé » dont la base est à l'ombilic, s'étendant des deux côtés, à une égale distance à droite et à gauche de la ligne médiane, et dont l'extrémité inférieure elliptique s'étend plus ou moins vers le pubis, mais qui en général s'arrête aux deux tiers de l'espace qui sépare l'ombilic de cette crête osseuse.

Il ne nous reste plus maintenant que la dernière question à résoudre : que devient la collection purulente?

Nous avons vu qu'elle peut : 1° s'ouvrir au dehors, soit spontanément, soit quand le chirurgien lui donne une issue; puis la plaie ce cicatrise, chose assez rare, car plus souvent, elle aboutit à une fistule. Bien que ce soit là une complication, nous n'en dirons que quelques mots; car, en général, dans ces cas, le péril n'est pas immédiat. Le malade est sujet cependant à voir, par intervalles, la fistule être le siége d'une poussée aiguë; de plus, l'existence d'un pertuis donnant sans cesse issue à une matière qui souille son linge, constitue une infirmité plutôt qu'un danger réel.

2° La collection purulente peut encore s'ouvrir dans l'intérieur de la cavité abdominale, dans le péritoine ou plus heureusement dans un des viscères creux que renferme la cavité.

Qu'il nous suffise de signaler ici ce mode de terminaison, car la gravité qui en résulte dans l'immense majorité des cas permet de le considérer comme une complication, et c'est dans le chapitre suivant que nous en ferons l'étude plus détaillée.

COMPLICATIONS

On les observe assez rarement, mais, par contre, elles ont une assez grande gravité lorsqu'elles surviennent.

Aussi faut-il les bien connaître.

Elles tiennent toutes à ce que l'abcès n'a pu être ouvert à temps. Dans ce cas, le pus s'ouvre, comme nous l'avons dit, dans le péritoine, dans l'intestin, dans la vessie, le vagin et l'utérus, ou bien s'étale, pour ainsi dire, sur une vaste surface (diffusion) ou donne lieu à des fusées purulentes.

1° *Ouverture de l'abcès dans le péritoine.* — Bien que la séreuse péritonéale se défende, pour ainsi dire, en s'épaississant, contre la marche envahissante du pus, de sorte que celui-ci a plus de tendance à s'ouvrir vers la peau que vers la cavité abdominale, on signale plusieurs cas où cette terminaison, qui constitue une complication, a été observée. D'une façon presque constante, le pronostic est alors fatal à bref délai; les symptômes qui annoncent cette complication sont ceux d'une péritonite traumatique coïncidant avec la disparition ou du moins l'affaissement très-notable de la tumeur visible auparavant sur l'abdomen. Dans une observation très-remarquable de Wenzel Gruber, rapportée par Constantin Paul, la mort survint le soir même du jour où était survenu l'affaissement de la tumeur; c'est à regret que nous ne la reproduisons pas ici à cause de sa longueur, renvoyant ceux qui voudraient la lire au mémoire déjà cité, ainsi qu'aux thèses de Labuze et Poisson. Toutefois, la mort n'est pas fatalement nécessaire dans cette complication, puisque M. Bernutz a rapporté un cas dans lequel le malade a guéri. Nous ne savons pas s'il existe dans la science d'autres faits semblables.

2° *Ouverture dans les viscères*. — *Dans l'intestin*, Trécourt en rapporte une observation dans les mémoires de chirurgie. C'est là un accident grave, car on voit souvent survenir un abcès stercoral.

Dans la vessie, l'anatomie chirurgicale de Velpeau en contient plusieurs cas et c'est là toujours une circonstance heureuse pour le malade.

Dans le vagin ou l'utérus, dans l'espèce, ce serait une des terminaisons les plus favorables; c'est de cette manière qu'a fini l'abcès sous-ombilical chez la femme de l'observation V de M. Heurtaux.

Diffusion. — Si, dès que l'abcès est formé, on n'a pas recours au bistouri, il arrive que le pus se répand dans toutes les directions, et l'on comprend aisément les désordres que cette diffusion entraîne à sa suite.

On connaît le cas de Willis, rapporté par Nélaton : « Il y est question d'une femme qui, au huitième mois de sa quatrième grossesse, ressentait à la partie antérieure de l'abdomen, du pubis à la région iliaque droite, une douleur extrêmement vive, augmentant à la pression, sans changement de couleur à la peau ; on ne pouvait reconnaître aucune tuméfaction et aucun engorgement contre nature. Peu à peu une tumeur se manifesta, on constata un abcès des parois abdominales et le chirurgien proposa l'ouverture du foyer. L'opération fut remise de jour en jour. La malade avait été vue pour la première fois le 22 mai, et le 23 juin il se fit spontanément une petite ouverture qui donna passage à une telle quantité de pus, que le lit en était presque rempli ; malgré cette évacuation abondante, il fut nécessaire d'élargir l'ouverture, car la tumeur avait depuis quelques jours le volume de la tête d'un enfant, et le foyer s'étendait du pubis à l'os des îles et remontait jusqu'au niveau des fausses côtes ; cette incision donna encore issue à trois mesures de pus.

Douze jours après, le 5 juillet, la malade mit heureusement au monde un enfant bien portant. » Guérison complète vers la fin de juillet.

De cette observation, on doit conclure qu'il ne faut jamais abandonner à la nature l'ouverture d'un abcès, si l'on ne veut pas voir le pus gagner du terrain et envahir toute la région abdominale. Les Disputationes medicæ de Haller citent même un cas où le pus ayant traversé les aponévroses, s'est glissé le long de la jambe jusqu'au genou.

Ajoutons cependant que cette complication ne s'observe guère que chez les nouvelles accouchées.

Il nous reste encore, pour compléter ce chapitre, à parler d'une complication signalée par Nélaton; nous voulons parler de la rupture des parois abdominales.

Cette complication qui survient après une destruction des téguments pourrait s'observer dans les abcès de la paroi abdominale antérieure, puisqu'un furoncle lui a donné lieu. Voici, du reste, l'observation qu'à publiée, à ce sujet, le docteur Schleiter et que rapporte Nélaton : « Un furoncle s'était développé dans la paroi abdominale antérieure chez une femme de 72 ans; au bout de quelques jours, il s'ouvrit spontanément; un fort accès de toux étant survenu, la paroi abdominale se rompit au niveau du point malade et donna issue au *tiers du canal intestinal* qui, lorsque le chirurgien fut appelé, reposait sur les genoux de la malade. Le pouls était filiforme, la face grippée, les vomissements continuels, les anses intestinales offraient une couleur rouge foncée. L'ouverture, qui n'avait qu'un pouce un quart d'étendue, fut agrandie, les intestins furent repoussés dans la cavité abdominale et la plaie fut réunie par la suture. Cette malade guérit.

Si une cause aussi légère qu'un furoncle suffit pour produire un accident aussi redoutable, on comprend aisément qu'il puisse survenir à la suite des abcès de la paroi abdominale, surtout quand ceux-ci décollent le péritoine.

Disons cependant que ce fait, admis comme possible par Nélaton, n'a pas été démontré.

Pour nous, nous craindrions avec plus de raison la possibilité d'une hernie dans le cas de fistule consécutive au phlegmon sous-ombilical; alors, en effet, la résistance de la paroi est diminuée en un endroit où elle est naturellement déjà faible. Mais nous ne connaissons pas non plus d'observations sur ce point.

DIAGNOSTIC.

En lisant la symptomatologie que nous venons d'exposer, il semble que les phlegmons de la paroi abdominale antérieure ne doivent pas être méconnus. Il suffirait même d'avoir observé une seule fois la variété sous-ombilicale pour croire qu'il serait désormais impossible de commettre une erreur.

Malheureusement il n'en est pas toujours ainsi, et nous allons maintenant essayer de grouper les signes qui permettront de différencier ces phlegmons des autres maladies avec lesquelles on peut les confondre. Si, dans quelques cas, tel ou tel signe peut acquérir une valeur pathognomonique, il ne faut pas oublier que, au lit du malade, c'est le plus souvent d'après un ensemble que nous devons nous guider.

Péritonite aiguë. — La péritonite aiguë et le phlegmon que nous pourrions nommer suraigu (cette forme que nous avons dit être relativement rare) se ressemblent par plusieurs points. Ces deux maladies peuvent en effet se développer à la suite d'une grosssese. Leur mode de début est aussi très-semblable. C'est un frisson suivi d'une réaction très-vive. Si l'on examine les symptômes, on trouve dans ces deux affections une douleur intense, sujette à s'irradier au loin; on trouve encore des vomissements et de la constipation. On voit donc combien il est malaisé de les distinguer l'une de l'autre, et, ce qui vient s'ajouter à cette difficulté, c'est que la douleur rend presque impossible l'exploration du ventre. On comprendra donc sans peine que des médecins d'une certaine autorité, tels que Bricheteau et Marjolin, aient fait à ce sujet des erreurs de diagnostic. C'est M. Bernutz qui, le premier, a indiqué quelles sont les nuances qui permettent de reconnaître ces deux affections.

« Bien que les douleurs puissent avoir le même siége, présenter les mêmes caractères, les mêmes modes de manifestation, déterminer une anxiété semblable et entraîner les mêmes troubles fonctionnels, on trouve des dissemblances assez marquées entre les douleurs péritonéales et celles du phlegmon. Ainsi, plus limitées d'abord, celles-ci restent toujours plus circonscrites, présentent dans une partie limitée un maximum d'intensité correspondant au siége différent de l'inflammation, et de ce point comme d'un centre, partent des élancements pénibles, intermittents, qui s'irradient dans le reste de l'abdomen.

« Le retour de ces douleurs passagères, le plus souvent spontané, peut aussi être provoqué par une pression, des mouvements ou des vomissements qui n'acquièrent que très-exceptionnellement, ainsi que les nausées, l'extrême fréquence de ceux qu'on observe dans la péritonite; de plus courte durée, les vomissements s'arrêtent d'eux-mêmes, et, sous l'influence d'agents thérapeutiques, qui également font cesser la constipation, moins opiniâtre que dans l'inflammation de la séreuse. Au contraire, la rétraction des parois abdominales est plus marquée, plus persistante dans les phlegmons que dans les péritonites, où les anses intestinales distendues viennent se dessiner à la partie supérieure du ventre, tandis que, inférieurement, une matité légère et la sensation du tremblotement d'un liquide démontrent la puissance d'un épanchement peu considérable.

« Mais ces nuances, dans l'expression des symptômes communs aux deux affections, permettraient difficilement d'établir le diagnostic, si on ne trouvait des différences plus tranchées dans les symptômes généraux qu'elles déterminent. Ainsi, dans une péritonite occupant la plus grande partie de la séreuse, le malade, immobile dans son lit, reste plongé dans une prostration profonde, indiquée par la chute des forces, la teinte livide du facies grippé, les caractères du pouls complètement abdominal, et ceux de la température de la peau couverte d'une sueur visqueuse.

« La gravité de ces signes est telle que la vie paraît, pour ainsi dire, dès le début de l'affection, instamment en danger; tandis que dans la phlegmasie du facia propria, l'état général n'offre pas d'emblée cette expression terrifiante, mais présente seulement exagérés les caractères de la réaction inflammatoire qui se manifeste dans les phlegmons sous-cutanés étendus.

« Enfin, alors même que l'inflammation de la séreuse doit avoir une terminaison favorable, malheureusement trop rare, on voit les accidents persister longtemps avec leur effrayante gravité, tandis qu'ils s'amendent assez rapidement dans les phlegmons. On peut alors apprécier la tuméfaction superficielle, qui permet de reconnaître une méprise qu'il est difficile d'éviter avant le développement de la tumeur phlegmoneuse. »

Péritonite enkystée. — Nous avons vu que les signes

généraux du phlegmon des parois de l'abdomen offrent plus d'un point de ressemblance avec ceux de la péritonite; on comprend dès lors que si, en outre, dans ces cas, la palpation fait trouver une tumeur ou une tuméfaction profonde et circonscrite, l'esprit demeurera incertain. Ajoutons à cela que parfois la péritonite s'ouvre à l'extérieur dans les points mêmes où siégent le plus souvent les phlegmons pariétaux (ombilic, foie), et on comprendra mieux que la difficulté ne cesse pas au moment où se fait l'évacuation du pus. Disons, avant d'aller plus loin, qu'un des premiers soins, dans tous les cas, doit être de bien préciser les rapports de la paroi et de la tumeur; cela sera probablement pénible au début, mais non pas quand les connexions entre la péritonite enkystée et la paroi deviennent plus intimes chaque jour. Si l'on peut faire glisser la paroi au-devant de la tumeur, si l'on entend un bruit de froissement analogue à celui que l'on perçoit dans la péritonite chronique, il est certain que l'on n'a pas affaire à un abcès. Plus tard, l'erreur devient plus facile à commettre, et c'est la fameuse erreur du diagnostic de Marjolin et Bricheteau, rapportée dans les *Archives de médecine* de 1839, qui a encore plus fixé l'attention de tous ceux qui ont écrit sur ce point, depuis Second-Ferréol jusqu'à Poisson; nous n'entrerons pas dans la discussion de cette observation, intitulée : « Vaste abcès de l'abdomen qui simulait une péritonite aiguë, et qui s'est fait jour au dehors par l'ombilic. » On peut la lire dans la thèse de M. Second-Ferréol; contentons-nous de résumer très-brièvement les faits : Une jeune fille de 17 ans est prise subitement, le 17 mars, de tous les phénomènes qui signalent l'invasion de la péritonite

« mais la figure n'etait pas altérée. » Un traitement antiphlogistique deux fois employé est deux fois suivi de rémission; mais le 1er juin, la malade est encore dans un état assez sérieux pour que Marjolin, appelé en consultation, diagnostique « un épanchement abdominal, suite de péritonite, qu'il est disposé à rattacher à la présence de tubercules; » puis, le lendemain, un pus phlegmoneux, épais, consistant, sans odeur, ne ressemblant en rien au pus séreux des péritonites, s'élance de la tumeur ombilicale. La malade guérit après quelques troubles digestifs. Remarquons, ce que nous avons dit au sujet des symptômes, le point sur lequel insiste M. Bernutz dans la citation que nous avons faite plus haut; au début, alors que tout semblait annoncer une péritonite, « la face n'était pas altérée. » Quant au diagnostic, après évacuation, nous croyons, d'après les caractères du pus, qu'on a eu bien réellement affaire à un abcès. M. Second-Ferréol croit à une péritonite.

La période où le diagnostic est le plus difficile est donc celle où la tumeur formée fait corps avec les parois. Ici nous laisserons parler M. Second-Ferréol.

« La tumeur ombilicale qui communique avec le péritoine est généralement petite, proéminente, acuminée; elle ne forme point cette espèce de large plastron superficiel qu'on saisit et qu'on apprécie souvent avec facilité dans les phlegmons de la paroi. Elle est molle, fluctuante dans sa totalité, réductible dans le péritoine. Le phlegmon est plus résistant, surtout vers ses limites; ce n'est que dans des cas exceptionnels (lorsque l'abcès s'est ouvert dans le péritoine ou qu'il est biloculé) que la fluctuation y donne la sensation d'un liquide qui rentre dans une cavité ultérieure plus grande. Au contraire, il arrive souvent qu'en déprimant subitement la paroi antérieure de l'abcès, les doigts vont rencontrer le plan résistant formé par la paroi postérieure. »

Entérite, entéralgie, dysentérie. — Nous ne croyons pas devoir insister longuement sur ce point ; la marche du phlegmon viendra bientôt éclairer le diagnostic, s'il a pu être un instant hésitant. Mais il ne faut pas oublier que la coexistence de ces affections est assez fréquente pour qu'il ait été possible d'admettre qu'il y a entre les premières et les secondes une relation de cause à effet.

L'attention sera éveillée et pourra démêler dans la succession chronologique des phénomènes, ce qui appartient à la maladie du viscère, et la lésion consécutive survenue à distance dans la paroi.

Tumeurs diverses. — Etant donnée une tumeur de l'abdomen, il s'agit de savoir si elle s'est développée dans la cavité abdominale, ou si elle en occupe les parois.

§ I. — Les tumeurs de la paroi font corps avec elle, et, si elles ne sont pas volumineuses, on peut les isoler et engager les doigts par derrière. Si on percute légèrement, on obtient à leur niveau de la matité, si on percute avec force, on perçoit une sonorité profonde. Elles se développent avec lenteur et n'ont que très-peu d'influence sur l'économie ; de plus, elles ne provoquent aucune douleur. Mais il est des cas où le diagnostic est cependant difficile : c'est lorsque le phlegmon sous-péritonéal débute sans douleur, comme on en connaît assez d'exemples ; on croit alors qu'on a affaire à une tumeur de la paroi, mais on ne revient de son erreur que lorsqu'on voit le phlegmon sous-péritonéal suivre sa marche rapide, donner de la fluctuation et s'ouvrir au dehors.

On sait maintenant qu'une tumeur occupe la paroi abdominale ; mais il reste encore un point délicat à élucider, c'est de savoir si elle a pris naissance dans le tissu cellulaire sous-cutané, ou dans le tissu cellulaire sous-péritonéal, ou encore dans le tissu musculaire. Voici par quels signes se distinguent ces trois dernières variétés de phlegmon.

Les tumeurs du tissu cellulaire sous-cutané font corps avec la peau à laquelle elles adhèrent, s'accompagnent de rougeur et de chaleur, n'ont pas de limites bien nettes, deviennent saillantes par la contraction des muscles abdominaux.

Celles du tissu cellulaire sous-péritonéal, plus difficiles à reconnaître, offrent les symptômes des phlegmons : frisson et fièvre très-intenses, nausées, vomissements. La douleur est mal limitée ; il en est de même de la tumeur (gâteau phlegmoneux de M. Guyon), qu'on circonscrit aisément en faisant relâcher les muscles.

Les tumeurs qui siégent dans les muscles ont, à l'inverse des deux variétés précédentes, des limites très-nettes. La peau glisse sur elles avec facilité, et la douleur présente ce caractère intéressant, c'est qu'elle cesse pendant quelque temps, pour reparaître au moment où le pus se forme avec la même intensité qu'au début.

Le siége de la tumeur étant connu, l'on veut encore savoir si l'on a affaire à une tumeur solide ou liquide. C'est par une ponction exploratrice qu'on arrivera au diagnostic.

§ II. — Il arrive assez souvent que les abcès du foie soient confondus avec les phlegmons de la paroi abdominale. M. Poisson, pour prouver combien sont difficiles les cas de ce genre, cite l'observation suivante, qui lui est personnelle, et qu'il a recueillie dans le service de M. Chauffard, à Necker.

Carrio (Charles), âgé de 46 ans, journalier. D'une bonne santé habituelle, il est pris de malaise, de perte d'appétit, mais cet état n'est point assez prononcé pour qu'il interrompe sa profession, qui du reste n'est pas très-fatigante.

Au bout de sept ou huit jours de cet état, il s'aperçoit que son côté droit durcit, et il constate là une grosseur soulevant les dernières côtes ; quand il presse sur cette tumeur, il réveille un peu de douleur; mais en l'absence de cette pression, la tumeur est d'abord indolore ; ce n'est que quelques jours plus tard que surviennent des élancements douloureux qui l'empêchèrent de travailler et même de dormir. La peau, à ce niveau, est encore intacte et glisse sur la tumeur.

Mais bientôt la scène change.

La douleur s'accentue de plus en plus, trouble à chaque instant le sommeil du malade, l'appétit est perdu, il a de la constipation qu'il essaie de vaincre avec des purgatifs sans y réussir.

Le soir il éprouve parfois, avant de se coucher, quelques petits frissons.

Enfin, trois semaines après le début des accidents, il se décide à entrer à l'hôpital.

A ce moment, la tumeur soulevant les fausses côtes qu'elle déborde dans son tiers inférieur, fait une saillie grosse comme les deux poings. La peau est tendue, lisse et rosée. Le malade a de la fièvre, une soif intense et ne dort pas.

Nous lui demandons à quelle cause il attribue son mal ; il n'en accuse aucune : point de contusion ni d'efforts, point de purgatifs drastiques antérieurs, point de coliques hépatiques. Le foie paraît normal et ne descend pas plus bas que d'habitude. Le malade n'a jamais eu de dysentérie, n'a point habité les pays chauds, n'a subi aucune des influences qui pourraient faire penser à un abcès du foie.

M. Chauffard, en présence de ces faits, pose le diagnostic de phlegmon sous-péritonéal, et pratique à deux travers de doigt au-dessous des fausses côtes une incision de 6 cent. qui donne issue à un demi-litre environ de pus phlegmoneux bien lié, mais ayant une couleur légèrement rougeâtre, d'une odeur extrêmement fétide, sans gaz.

Le doigt introduit dans la cavité permet de confirmer le diagnostic et de circonscrire une cavité close, régulière, siégeant dans la paroi.

On place dans la plaie une mèche de coton, on fait un pansement simple. A partir de ce jour, l'état du malade s'améliore, et son abcès marche rapidement vers la guérison.

Cette observation, intéressante entre toutes, nous permet d'établir les différences qui existent entre un abcès du foie et un phlegmon de la paroi. Le malade qui en fait le sujet n'a jamais habité les pays chauds; de là, un motif déjà presque suffisant pour exclure l'idée d'une hépatite aiguë suppurée. Il y a bien des troubles digestifs très-prononcés, perte de l'appétit, constipation; mais dans l'hépatite il y a, au contraire, de la diarrhée, et les troubles digestifs vont jusqu'à produire un état de débilité et de cachexie qu'on n'observe pas dans le cas précédent.

Si on examine le pus, on voit qu'ici il est phlegmoneux, de bonne nature, de couleur rougeâtre, d'odeur fétide; tandis que, dans les abcès du foie, il est rouge brique.

Abcès stercoraux. — L'observation suivante, que nous devons à M. Vermeil, interne des hôpitaux, est un bel exemple des difficultés que présente le diagnostic des abcès stercoraux et des phlegmons de la paroi.

Boucher (Marie), âgée de 45 ans, entrée le 2 août 1877, salle Saint-Jean, n° 6, à l'hôpital de la Pitié, dans le service de M. Labbé.

Cette femme a eu deux frères morts tout jeunes, sans qu'elle puisse dire au juste de quelle maladie. Son père est mort à 62 ans; sa mère est morte d'une maladie aiguë. Elle n'a donc pas d'antécédents caractéristiques.

Pendant son enfance, elle avait toujours joui d'une bonne santé; à 15 ans, elle eut une fièvre typhoïde; réglée à 14 ans, elle le fut régulièrement jusqu'à 17 ans, époque de son mariage. A 18 ans, première grossesse qui se termina naturellement à terme, mais à la suite de laquelle elle souffrit un peu dans le bas-ventre, sans qu'il ait été possible de rattacher ces douleurs à une affection bien caractérisée.

Depuis douze ans, la malade a eu cinq ou six attaques de coliques néphrétiques, à la suite desquelles on trouva dans son urine des graviers rougeâtres. En même temps, vomissements bilieux sans ictère ni douleur dans la région hépatique. Depuis cette époque, la malade ressentit de temps à autre des troubles dyspeptiques passagers caractérisés surtout par de la pyrosis, de l'anorexie, des nausées, sans vomissements alimentaires ou autres. A trois ou quatre reprises, elle eut, depuis la guerre, une constipation prolongée, et perdit par l'anus une certaine quantité de sang très-rouge. On lui dit alors qu'elle avait des hémorrhoïdes internes. Il y a neuf ans, pour la première fois, elle s'aperçut par hasard de l'existence d'une petite tumeur grosse, dit-elle, comme une noisette, très-mobile, assez profonde, nullement douloureuse, mais que plusieurs médecins, entre autres Marchal de Calvi, ne purent jamais trouver. Au mois de novembre 1875, elle commença à souffrir dans le côté droit du bassin. Cette douleur fut atttribuée à une ovarite; on lui fit alors des applications de pommade à l'iodure de potassium, mais sans résultat. Bientôt on sentit à la palpation, au-dessus du ligament de Fallope, du côté droit, une tumeur qui peut-être était la même que la malade avait déjà sentie. Au bout de deux mois, une saillie fluctuante se montra dans l'aine et fut ouverte avec le caustique de Vienne. Il s'écoula une assez grande quantité de pus blanchâtre et sans odeur. Resta alors un trajet fistuleux qui a laissé s'écouler quelques gouttes de pus, et au-dessus, dans la fosse iliaque, une tumeur dure, immobile, du volume d'un petit œuf environ.

La malade ne présentait alors d'autres troubles digestifs qu'une disposition habituelle à la constipation. En mai 1876, elle commença à souffrir de violentes coliques avec borborygmes; elle allait encore facilement à la selle. En février 1877, on essaya de dilater l'orifice du trajet avec de la racine de gentiane. En sondant ce trajet, on trouvait deux conduits différents; dans l'un d'eux, on pouvait introduire une sonde de 2 centimètres de long. Les tiges de gentiane furent remplacées par un drain à l'aide duquel on faisait des injections d'alcool camphré. On pouvait alors mettre le pouce dans l'orifice, et on constatait l'existence d'une cavité qui fournissait une assez grande cavité de pus, cavité qui semblait occuper uniquement la paroi abdominale. On ne put jamais nettement conduire une sonde jusqu'à la tumeur profonde constatée par la palpation. Le pus n'avait jamais eu d'odeur quand, deux jours après que l'on eut cessé la dilatation, la malade s'aperçut qu'il présentait l'odeur et la couleur des matières fécales. A partir de ce moment, on ne fit d'autre traitement qu'une injection d'eau pure par jour.

La malade avait de temps à autre des coliques violentes avec borborygmes; les anses intestinales se dessinaient sur l'abdomen, mais les douleurs étaient loin d'avoir l'intensité qu'elles ont acquise depuis.

Tous ces renseignements nous ont été transmis par M. Labbé qui avait soigné pendant longtemps cette femme chez elle.

Entrée le 2 août à la Pitié, on recommença pendant quelque temps à dilater l'orifice avec l'épouge préparée et des tiges de laminaria. En explorant la malade, M. Pozzi, qui remplaçait pour quelques jours M. Labbé, crut trouver deux poches, l'une abdominale, l'autre pariétale, communiquant par un trajet assez étroit. Il débrida largement avec le thermo-cautère la paroi abdominale et au fond de cette poche dans laquelle on promenait facilement le doigt, il trouva un orifice dans lequel on plaça des tubes de laminaria, puis un tube à drainage dans lequel on faisait des injections avec de l'eau très-légèrement phéniquée.

Les matières fécales sortent par la plaie, tantôt plus, tantôt moins abondantes. La défécation, toujours difficile, ne se fait guère qu'avec l'aide de lavements. La malade, depuis l'incision de la paroi abdominale par M. Pozzi, et surtout depuis les injections dans la poche, ressent des douleurs beaucoup plus vives : ce sont de violentes coliques, que la malade compare aux douleurs de l'accouchement, accompagnées de borborygmes bruyants ; pendant ces coliques, les anses intestinales et principalement le côlon transverse et le côlon ascendant se dessinent très-nettement sur les parois abdominales. L'expulsion de gaz par l'orifice amène chaque fois, après chaque attaque de coliques, un soulagement très-notable. L'appétit est presque nul, vomissements fréquents, tantôt alimentaires, tantôt pituiteux. Depuis son entrée à l'hôpital, la malade a eu cinq ou six hémorrhagies intestinales assez abondantes formées par du sang très-rouge ne paraissant pas avoir séjourné longtemps dans l'intestin. Du 21 au 30 octobre, petites poussées de péritonite caractérisée par des vomissements porracés, du météorisme, des douleurs abdominales très-violentes, exagérées par la pression, bien différentes des coliques habituelles sur lesquelles la pression n'a aucune influence. Ces symptômes avaient complètement disparu au 1er novembre.

12 novembre. Orifice allongé transversalement au-dessus du ligament de Fallope droit. Cet orifice est toujours baigné par un liquide peu épais de couleur et d'odeur fécaloïdes ; souvent des gaz sortent de cet orifice, quelquefois avec sifflement. Une sonde de femme y pénètre d'environ 3 centimètres et même un peu plus en dedans, du côté interne. La sonde ne paraît pas pénétrer jusqu'à la tumeur profonde ; elle se meut dans une cavité qui paraît assez grande, à parois tomenteuses. On ne trouve pas l'orifice de l'intestin.

Dans la fosse iliaque, on sent toujours une tumeur grosse comme un œuf, assez profonde, immobile, dure, habituellement indolente. Par le toucher vaginal, on trouve les culs-de-sac libres ; l'utérus est en rétroversion, mais mobile et indolent. Par le toucher rectal, on tombe dans une vaste ampoule rectale dans laquelle on ne trouve aucune trace d'hémorrhoïdes internes.

M. Labbé propose alors à la malade de débrider largement la poche abdominale pour aller à la recherche de l'orifice de l'intestin. La malade refusa l'opération et quitta l'hôpital.

Les difficultés, dans ce cas, ont été assez grandes : la cavité purulente semblait siéger uniquement dans la paroi ; il n'y a pas eu d'odeur fécale au début, et ce n'est que tout à coup, deux jours après que l'on eut cessé la dilatation, que le pus présenta l'odeur et la couleur des matières fécales.

Dans cette observation très-intéressante de M. Vermeil, on peut se demander si l'ouverture de l'intestin n'a été que consécutive à l'inflammation. M. Poisson rapporte un exemple analogue, et Dolbeau en avait observé plusieurs cas. Il y avait bien, il est vrai, une tumeur derrière le point où le pus s'était fait jour; les anses intestinales se dessinaient sur la paroi ; quoi qu'il en soit, on voit que si, au début, avec un tel cortége de symptômes il est malaisé de dire si on a affaire à un abcès stercoral, la difficulté augmente plus tard encore.

Si nous admettions que l'intestin n'a été lésé que consécutivement à l'ouverture d'un abcès de la paroi, nous devrions ajouter cette complication à celles que nous avons étudiées dans un chapitre spécial.

Kystes de l'ovaire. — Ces tumeurs qui, au premier abord, semblent différer par tant de points des abcès des parois abdominales, ont pu cependant être confondues avec eux : nous avons vu que ce diagnostic avait été fait dans un des cas de phlegmon sous-ombilical rapporté par Heurtaux; mais l'observation suivante est un exemple bien plus remarquable.

Abcès enkysté de la paroi abdominale gauche simulant un kyste de l'ovaire. Observation communiquée à la Société de médecine de Paris, dans sa séance du 25 mars 1876, par M. le Dr Boinet.

Une dame de Paris, ayant dépassé la soixantaine, jouissant habituellement d'une bonne santé, ayant un certain embonpoint, passe toute la belle saison à la campagne, où elle se donne beaucoup de mouvement. Un jour, elle s'aperçut par hasard qu'elle avait le côté gauche du ventre beaucoup plus développé que le côté droit. Jamais elle n'avait ressenti la moindre sensation douloureuse dans le ventre, aussi fut-elle très-surprise de la découverte qu'elle venait de faire. Elle fit aussitôt venir le médecin qui lui donne des soins pendant qu'elle habite la campagne, et celui-ci diagnostiqua un kyste de l'ovaire gauche, l'engageant à aller à Paris pour y consulter son médecin habituel qui est un docteur très-distingué et très instruit. Celui-ci crut aussi reconnaître un kyste de l'ovaire. Un troisième médecin, ayant été appelé, ne voulut pas se prononcer sur la nature de la maladie, mais constata seulement qu'il existait une grosse tumeur dans le ventre.

Vers la fin de juillet 1875, appelé à mon tour, je constate l'existence d'une tumeur abdominale. Comme je l'ai dit en commençant, cette dame avait une excellente santé ; toutes les fonctions se faisaient parfaitement bien ; elle était alerte, agile, et n'avait d'autre ennui que celui que lui donnait la présence de cette tumeur, qui n'était nullement douloureuse, et dont elle ignorait absolument la cause. Il y avait à peine deux mois qu'elle avait reconnu que son ventre était plus saillant du côté gauche que du côté droit. En découvrant la malade, couchée sur le dos et dans la position horizontale, on remarqua en effet que le côté gauche du ventre, dans sa partie moyenne, est bien plus saillant que le côté droit; que la coloration de la peau est la même des deux côtés. En appliquant la main sur le ventre, on reconnaît aussitôt qu'il existe une tumeur dure, exempte de la moindre douleur, et qui paraît se porter davantage vers la cavité abdominale, que faire saillie au dehors. Cette tumeur est exactement située entre les fausses côtes et le rebord du bassin, d'une part, et entre la colonne vertébrale et la ligne blanche de l'autre, du côté gauche. La pression même la plus forte n'y détermine aucune douleur. Si on la saisit entre les deux mains, à travers la paroi abdominale, on juge qu'elle peut avoir le volume de la tête d'un fœtus à terme.

Cette tumeur jouit d'une grande mobilité, soit qu'on la pousse de haut en bas ou de bas en haut, ou bien latéralement de la ligne blanche vers la colonne vertébrale. Sa base ne paraît pas adhérer dans la profondeur de la cavité soit par un pédicule, soit autrement. Dans les mouvements d'inspiration et d'expiration, elle suit les mouvements des parois abdominales, et monte et descend avec elles. A la percussion elle est mate dans une étendue de 12 à 15 centimètres dans tous les sens. Si l'on cherche de la fluctuation, il est impossible d'affirmer d'une manière positive qu'il en existe; on sent cette espèce d'élasticité qu'on rencontre dans le palper des tumeurs fibreuses, et qui fait croire quelquefois à de la fluctuation. Nul renseignement précis sur la cause de cette tumeur, si ce n'est que deux ans auparavant, étant dans l'obscurité dans une chambre de son château, elle était tombée par dessus une malle; que le ventre avait porté, mais si légèrement qu'elle n'en avait éprouvé aucune douleur, ni dans le moment ni dans la suite, et qu'elle ne pouvait attribuer à ce petit accident l'origine de la tumeur dont elle était atteinte, et qui s'était développée à son insu.

Dans cette observation, certains signes devaient empêcher de diagnostiquer un kyste de l'ovaire : c'était d'abord le siége de la tumeur et ensuite sa grande mobilité. Ajoutons de plus que les règles, au dire de Boinet, avaient été très-régulières pendant toute leur durée, et que cette dame, qui avait eu quatre enfants, tous bien portants, avait passé sans accident l'époque de la ménopause.

Il est vrai que la fluctuation, légère dans ce cas, ne permettait pas de se prononcer en faveur d'un abcès. Mais alors, avant de chercher à enlever la tumeur, une ponction exploratrice est nécessaire. C'est ce qui fut fait ici, et l'issue d'une grande quantité de pus vint lever tous les doutes.

Phlegmons du ligament large. — Ces phlegmons ont plusieurs symptômes qui sont ceux des phlegmons de la paroi abdominale antérieure; aussi, leur diagnostic est-il la plupart du temps très-difficile. C'est, en effet, à la suite de couches qu'on voit apparaître, dans ces deux maladies, un frisson suivi de fièvre, une douleur intense au niveau d'une tumeur qui, d'abord indurée, devient fluctuante et qui va s'ouvrir au dehors, si on ne lui donne pas une issue au moyen du bistouri. Cependant, en faisant attention à certains signes, toute difficulté va disparaître. La tumeur du phlegmon du ligament large commence à se montrer au-dessus de l'arcade crurale, et non au niveau de l'ombilic comme celle du phlegmon de la paroi; tandis que celle-ci offre des contours nettement dessinés dans tous les sens, et peut être circonscrite à l'aide de la main, l'autre fait corps pour ainsi dire avec la face postérieure de la branche horizontale du pubis et ne peut pas être explorée facilement. Au toucher vaginal, qui est ici notre meilleur élément de diagnostic, on sent, dans le cas de phlegmon du ligament large, une induration caractéristique que le Dr Frarier a très-bien décrite dans sa thèse en 1866 : « Elle consiste en une plaque qui se moule sur le fond du cul-de-sac latéral du vagin, et constitue en quelque sorte le plancher, la base du phlegmon du ligament large. Le plus souvent, elle est séparée du bord correspondant de l'utérus par un sillon plus ou moins large. »

On sait encore que ce dernier phlegmon ne se manifeste exclusivement qu'à la suite des couches; tandis que l'étiologie de l'autre est plus compliquée.

Pour les phlegmons sous-ombilicaux, il est quelques affections avec lesquelles on pourrait plus particulièrement les confondre, à cause de leur siége et des conditions dans lesquelles elles se développent.

1° Lipome, hernie graisseuse enflammée. — Il n'est pas rare, on le sait, de trouver dans la région ombilicale; surtout au niveau de la ligne blanche, une hernie graisseuse; les lipomes y sont également assez fréquents. Dans ces cas d'inflammation, on comprend que, si on voit l'affection au début, le diagnostic n'offrira pas de difficultés, surtout en ayant égard aux antécédents, aux causes qui ont déterminé l'inflammation; enfin, à la façon dont cette inflammation a pu se produire.

2° Involution incomplète de l'utérus. — Dans quelques cas, quand ce phlegmon survient chez une femme accouchée depuis peu, on peut croire que l'on a affaire à l'utérus encore volumineux et enflammé. Le toucher vaginal et l'examen des parois abdominales feront bientôt disparaître les doutes.

3° Enfin, les cas où on peut penser que la tumeur est due à une rétention d'urine, seront jugés par le cathétérisme.

PRONOSTIC.

Les phlegmons de la paroi abdominale antérieure, d'une façon générale, ne comportent pas une grande gravité. La plupart des cas que nous avons rapportés dans notre travail se sont terminés par la guérison. Toutefois, le danger possible, quoique rare, des complications que nous avons étudiées, doit empêcher de regarder le pronostic comme absolument favorable. On doit avoir égard, en outre, à ce fait possible de la terminaison par fistule, qui constitue une sorte d'infirmité.

Quand ces phlegmons se développent dans le cours d'une fièvre typhoïde, ils sont d'autant plus graves que la fièvre est intense; et, si la mort survient dans ce cas, elle est moins le résultat du phlegmon que de la dothiénentérie; s'ils apparaissent dans la convalescence, ils guérissent vite, et si le cas de Wenzel Gruber s'est terminé par la mort, il est permis de croire, avec M. Labuze, que l'on aurait pu peut-être sauver la malade en ouvrant une voie au pus, au lieu de lui donner le temps de s'ouvrir dans le péritoine.

Ce que nous avons dit des phlegmons en général s'applique aussi au phlegmon sous-ombilical.

En résumé, quand la maladie est reconnue, si le malade n'est pas déjà profondément débilité par une affection antérieure, le médecin peut la mener à bonne fin; mais il faut qu'il se tienne en garde contre ces complications redoutables que nous avons signalées (décollements étendus, ouverture dans le péritoine ou dans les viscères).

TRAITEMENT.

Nous serons bref sur cette dernière partie. Au début, on doit essayer d'empêcher le phlegmon d'arriver à la suppuration. A cet effet, on pourra employer les antiphlogistiques dont on se sert habituellement (cataplasmes simples ou laudanisés, frictions mercurielles belladonées), etc. — Régime modéré, repos au lit. Eviter les purgatifs et surtout les drastiques. S'il existe de la constipation, il faut la combattre par des lavements émollients. Contre les vomissements : glace et eau de Seltz.

Nélaton conseille de s'abstenir des opiacés qui « sont doublement nuisibles, car ils ne font qu'augmenter la constipation, déjà assez opiniâtre, et masquer la douleur qui est un signe excellent pour le médecin; » ils nous semblent cependant pouvoir être employés pour procurer au malade un soulagement du moins momentané; mais on peut limiter à ces cas cette médication.

Dès que la fluctuation est bien évidente, il ne faut pas tarder à donner une issue au pus, afin que celui-ci n'aille pas s'ouvrir dans la cavité péritonéale ou dans les viscères.

Si le pus ne s'écoule pas facilement, on fait des contre-ouvertures, et on applique un drain par lequel on fait passer deux fois par jour des injections antiseptiques. — En ce moment, un régime tonique est de rigueur.

Dans le cas où l'ouverture reste fistuleuse, la compression devient nécessaire pour obtenir la cicatrisation du foyer.

Dans le phlegmon sous-ombilical, il sera bon de pratiquer une incision longitudinale sur la ligne médiane, et de ne pas lui donner trop d'étendue; 4 à 5 centimètres suffisent largement.

En agissant ainsi, on évitera une cicatrice trop visible dans cette région, ce qui n'est pas sans importance, et de plus on ne courra pas le risque d'augmenter le peu de résistance de la paroi abdominale dans un point où elle est naturellement très-faible.

Paris. — A. PARENT, imprimeur de la Faculté de Médecine, rue M.-le-Prince, 29-31.

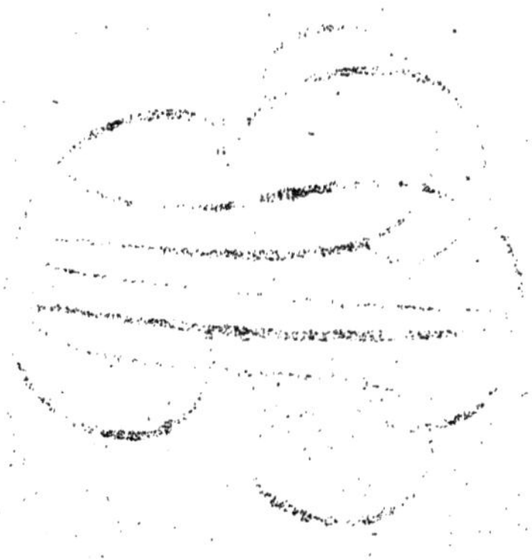

www.ingramcontent.com/pod-product-compliance
Ingram Content Group UK Ltd.
Pitfield, Milton Keynes, MK11 3LW, UK
UKHW020403180726
13839UKWH00003B/1252